Stefanie Holt-Noreiks

Potenziell inadäquate Medikation für ältere Menschen

Stefanie Holt-Noreiks

Potenziell inadäquate Medikation für älatere Menschen

Entwicklung einer deutschen Liste (PRISCUS-Liste) im Delphi-Verfahren

Südwestdeutscher Verlag für Hochschulschriften

Impressum/Imprint (nur für Deutschland/only for Germany)
Bibliografische Information der Deutschen Nationalbibliothek: Die Deutsche Nationalbibliothek verzeichnet diese Publikation in der Deutschen Nationalbibliografie; detaillierte bibliografische Daten sind im Internet über http://dnb.d-nb.de abrufbar.
Alle in diesem Buch genannten Marken und Produktnamen unterliegen warenzeichen-, marken- oder patentrechtlichem Schutz bzw. sind Warenzeichen oder eingetragene Warenzeichen der jeweiligen Inhaber. Die Wiedergabe von Marken, Produktnamen, Gebrauchsnamen, Handelsnamen, Warenbezeichnungen u.s.w. in diesem Werk berechtigt auch ohne besondere Kennzeichnung nicht zu der Annahme, dass solche Namen im Sinne der Warenzeichen- und Markenschutzgesetzgebung als frei zu betrachten wären und daher von jedermann benutzt werden dürften.

Verlag: Südwestdeutscher Verlag für Hochschulschriften GmbH & Co. KG
Heinrich-Böcking-Str. 6-8, 66121 Saarbrücken, Deutschland
Telefon +49 681 37 20 271-1, Telefax +49 681 37 20 271-0
Email: info@svh-verlag.de

Zugl.: Witten, Universität Witten/Herdecke, Diss., 2011

Herstellung in Deutschland:
Schaltungsdienst Lange o.H.G., Berlin
Books on Demand GmbH, Norderstedt
Reha GmbH, Saarbrücken
Amazon Distribution GmbH, Leipzig
ISBN: 978-3-8381-2592-3

Imprint (only for USA, GB)
Bibliographic information published by the Deutsche Nationalbibliothek: The Deutsche Nationalbibliothek lists this publication in the Deutsche Nationalbibliografie; detailed bibliographic data are available in the Internet at http://dnb.d-nb.de.
Any brand names and product names mentioned in this book are subject to trademark, brand or patent protection and are trademarks or registered trademarks of their respective holders. The use of brand names, product names, common names, trade names, product descriptions etc. even without a particular marking in this works is in no way to be construed to mean that such names may be regarded as unrestricted in respect of trademark and brand protection legislation and could thus be used by anyone.

Publisher: Südwestdeutscher Verlag für Hochschulschriften GmbH & Co. KG
Heinrich-Böcking-Str. 6-8, 66121 Saarbrücken, Germany
Phone +49 681 37 20 271-1, Fax +49 681 37 20 271-0
Email: info@svh-verlag.de

Printed in the U.S.A.
Printed in the U.K. by (see last page)
ISBN: 978-3-8381-2592-3

Copyright © 2011 by the author and Südwestdeutscher Verlag für Hochschulschriften GmbH & Co. KG and licensors
All rights reserved. Saarbrücken 2011

Die vorliegende Dissertation entstand am Lehrstuhl für Klinische Pharmakologie der Fakultät für Gesundheit, Department für Humanmedizin, der Privaten Universität Witten/Herdecke gGmbH, Philipp Klee-Institut für Klinische Pharmakologie, HELIOS Klinikum Wuppertal, unter Anleitung von

Frau Professor Dr. med. Petra A. Thürmann,

der ich für die Zuweisung des Themas, die intensive Betreuung und die zahlreichen Anregungen danke.

Herrn Professor Dr. med. Ludger Pientka
und
Herrn Professor Dr. med. Stefan Wilm

danke ich für die Übernahme des Korreferats.

Förderung

Diese Arbeit wurde im Rahmen des vom Bundesministerium für Bildung und Forschung (BMBF) geförderten Teilprojektes 3 „Multimorbidität und Polypharmakotherapie: Analyse von Interaktionen, inadäquater Medikation und Nebenwirkungen" im Verbundprojekt PRISCUS „Entwicklung eines Modells gesundheitlicher Versorgung von älteren Menschen mit mehrfachen Erkrankungen" zum Thema „Gesundheit im Alter" erstellt (http://www.priscus.net/; Förderkennzeichen 01ET0721).

Meinen Eltern und Matthias gewidmet

Inhaltsverzeichnis

Abbildungsverzeichnis: V

Tabellenverzeichnis: VI

eTabellenverzeichnis VIII

Abkürzungsverzeichnis: X

1. Einleitung 1

    1.1 Bevölkerungssituation und -entwicklung in Deutschland und weltweit 1

    1.2 Multimorbidität und Arzneimitteltherapie im Alter 2

        1.2.1 Multimorbidität im Alter 2

        1.2.2 Arzneimittelgebrauch im Alter 5

    1.3 Physiologische Änderungen im Alter und deren Auswirkungen auf die Pharmakokinetik und Pharmakodynamik der Arzneimittel 9

    1.4 Potenziell inadäquate Medikation für ältere Menschen 15

    1.5 Erläuterungen und Informationen zur Delphi-Methode 20

2. Ziel der Arbeit 25

3. Material und Methoden 26

    3.1 Qualitative Analyse einer Auswahl internationaler Listen potenziell inadäquater Medikation für ältere Menschen 26

    3.2 Literaturrecherche 27

    3.3 Erstellung einer vorläufigen Liste potenziell inadäquater Arzneistoffe für ältere Menschen 29

        3.3.1 Auswahl-Kriterien für potenziell inadäquate Arzneistoffe 29

        3.3.2 Erstellung von Arzneistoff-Datenblättern 30

        3.3.3 Erstellung der vorläufigen Liste potenziell inadäquater Arzneistoffe 30

3.4 Expertenbefragung zur Erstellung einer endgültigen Medikationsempfehlung für ältere Patienten in Deutschland (PRISCUS-Liste) 33

    3.4.1 Auswahl der Experten 33

    3.4.2 Erste Kontaktaufnahme mit Experten 34

    3.4.3 Schriftliche Informationen zum Verfahren 34

    3.4.4 Versendung der vorläufigen Liste potenziell inadäquater
    Arzneistoffe 34

    3.4.5 Bearbeitung der vorläufigen Liste potenziell inadäquater
    Arzneistoffe 35

    3.4.6 Rücksendung der bearbeiteten Liste 39

    3.4.7 Auswertung der ersten Runde der Expertenbefragung 39

    3.4.8 Erstellung der Liste der zweiten Befragungsrunde 40

    3.4.9 Versendung der Liste der zweiten Befragungsrunde 41

    3.4.10 Bearbeitung der Liste der zweiten Befragungsrunde 42

    3.4.11 Rücksendung der bearbeiteten Liste 42

    3.4.12 Auswertung der zweiten Runde der Expertenbefragung 42

    3.4.13 Erstellung der finalen Medikationsempfehlung für ältere
    Patienten (PRISCUS-Liste) 43

    3.4.14 Ergebnismitteilung an Experten 43

4. Ergebnisse 44

    4.1 Qualitative Analyse einer Auswahl internationaler Listen potenziell
    inadäquater Medikation für ältere Menschen 44

        4.1.1 Methodische Gemeinsamkeiten und Unterschiede 44

        4.1.2 Inhaltliche Gemeinsamkeiten und Unterschiede 46

            4.1.2.1 Expertenauswahl 46

            4.1.2.2 Literaturrecherche 47

            4.1.2.3 Kriterien für potenziell inadäquate Medikation 48

4.1.2.4 Gemeinsamkeiten und Unterschiede der Angabe und
Darstellung der potenziell inadäquaten Medikamente 49

4.1.2.5 Art und Anzahl der potenziell inadäquaten Medikamente ...50

4.1.3 Übertragbarkeit der internationalen Listen potenziell
inadäquater Medikamente auf Deutschland 52

4.2 Literaturrecherche 53

4.3 Vorläufige Liste potenziell inadäquater Arzneistoffe für ältere Menschen 54

4.3.1 Potenziell inadäquate Arzneistoffe 54

4.3.2 Arzneistoff-Datenblätter 57

4.3.3 Vorläufige Liste potenziell inadäquater Arzneistoffe 58

4.4 Expertenbefragung und Erstellung der endgültigen Medikationsempfehlung für ältere Patienten in Deutschland (PRISCUS-Liste) 61

4.4.1 Experten 61

4.4.2 Ergebnisse der ersten Befragungsrunde 63

4.4.3 Ergebnisse der zweiten Befragungsrunde 66

4.4.4 Gesamtergebnisse der Delphi-Befragung 67

5. Diskussion 79

5.1 Entwicklung der PRISCUS-Liste potenziell inadäquater
Medikamente für Ältere 79

5.2 Nutzen und Anwendung der PRISCUS-Liste 84

5.3 Validität und Limitationen der PRISCUS-Liste 89

5.4 PRISCUS-Liste und Therapieleitlinien 101

5.5 Vergleich der PRISCUS-Liste mit internationalen Listen potenziell
inadäquater Medikamente 103

5.6 Weitere Möglichkeiten zur Optimierung der Arzneimitteltherapie
im Alter 106

6. Zusammenfassung 110

7. Literaturverzeichnis 113

8. Veröffentlichungen 129

9. Anhang 131

    9.1 Daten-CD 131

    9.2 Arzneistoff-Datenblätter 134

    9.3 Zeitlicher Ablauf der Expertenbefragung 135

    9.4 Gesamtübersicht der potenziell inadäquaten Medikation 136

    9.5 Potenziell inadäquate Medikamente, nicht in Deutschland im Handel 148

    9.6 Ergebnisse der ersten Befragungsrunde 149

    9.7 Liste potenziell inadäquater Arzneimittel für die zweite Befragungsrunde (Ausschnitt) 154

    9.8 Ergebnisse der zweiten Befragungsrunde 155

    9.9 Gesamtergebnisse der Delphi-Befragung 159

Danksagung 162

Abbildungsverzeichnis:

Abbildung 1: Altersaufbau der Bevölkerung in Deutschland [234] 2

Abbildung 2: Arzneiverbrauch je Versicherter in der GKV 2009 [47] 5

Abbildung 3: Vergleich der Arzneiverordnungen für Patienten unter und über 60 Jahre nach definierten Tagesdosen (DDD) pro 1000 Versicherter/Tag [219] 7

Abbildung 4: Schematische Darstellung der Delphi-Methode nach [102] 21

Abbildung 5: Aufbau der 5-Punkte Likert-Skala 36

Abbildung 6: Datenblatt (Beispiel Indometacin) 58

Abbildung 7: PRISCUS-Expertengruppe 62

Abbildung 8: Gesamtübersicht über Anzahl und Bewertung der Arzneimittel in der Delphi-Befragung [122] 68

Abbildung 9: Bewertung Indometacin 94

Abbildung 10: Bewertung Naproxen (1. Befragungsrunde) 95

Abbildung 11: Bewertung Naproxen (2. Befragungsrunde) 95

Abbildung 12: Bewertung Ibuprofen (1. Befragungsrunde) 95

Abbildung 13: Bewertung Ibuprofen (2. Befragungsrunde) 96

Abbildung 14: Verfügbarkeit der potenziell inadäquaten Arzneimittel [17, 77, 144, 165, 166] 105

Abbildung 15: PIM der internationalen Listen, die nicht auf der PRISCUS-Liste stehen [17, 77, 144, 165, 166] 106

Abbildung 16: Datenblatt 134

Tabellenverzeichnis:

Tabelle 1: Informationsabschnitt der vorläufigen PIM-Liste (Beispiel) 32

Tabelle 2: Bewertungsabschnitt der vorläufigen PIM-Liste (Beispiel) 38

Tabelle 3: Ergebnisabschnitt der Liste der zweiten Befragungsrunde (Beispiel) 41

Tabelle 4: Bewertungsabschnitt der Liste der zweiten Befragungsrunde (Beispiel) . 42

Tabelle 5: Vergleich des Aufbaus der jeweiligen Delphi-Verfahren 45

Tabelle 6: Unterschiede und Gemeinsamkeiten im jeweiligen Befragungsverfahren 45

Tabelle 7: Experten 47

Tabelle 8: Literaturquellen der analysierten Arbeiten 48

Tabelle 9: Weitere inhaltliche Unterschiede 50

Tabelle 10: Ergebnis der Medline-Literaturrecherche 54

Tabelle 11: Potenziell inadäquate Arzneistoffe der vorläufigen Liste 55

Tabelle 12: Vorläufige Liste potenziell inadäquater Arzneistoffe 59

Tabelle 13: Fachrichtungen mit Anzahl der Experten 61

Tabelle 14: Ergebnisse der ersten Befragungsrunde 63

Tabelle 15: Getrennte Bewertung einiger Arzneistoffe 64

Tabelle 16: PIM-Vorschläge der Expertengruppe 64

Tabelle 17: Ergebnisse der zweiten Befragungsrunde 66

Tabelle 18: Gesamtergebnisse nach beiden Befragungsrunden 67

Tabelle 19: PRISCUS-Liste potenziell inadäquater Medikamente für ältere Patienten 69

Tabelle 20: Ausschnitt aus der finalen PRISCUS-Medikationsempfehlung am Beispiel Indometacin 73

Tabelle 21: Potenziell inadäquate Medikation für ältere Patienten (PRISCUS-Liste - Kurzfassung) [122] 74

Tabelle 22: Zeitlicher Ablauf der Expertenbefragung 135

Tabelle 23: Vergleich der internationalen PIM-Listen mit der PRISCUS-Liste 136

Tabelle 24: Arzneistoffe und Kombinationen, die nicht in Deutschland
im Handel sind 148

Tabelle 25: Potenziell inadäquate Arzneimittel (Ergebnis der ersten
Befragungsrunde) 149

Tabelle 26: Arzneimittel mit einem vergleichbaren Risiko für ältere und jüngere
Patienten (Ergebnis der ersten Befragungsrunde) 151

Tabelle 27: Nicht eindeutig bewertete Arzneimittel (Ergebnis der ersten
Befragungsrunde) 152

Tabelle 28: PIM-Tabelle der zweiten Befragungsrunde (Ausschnitt)
(Beispiel Analgetika, Antiphlogistika - Naproxen) 154

Tabelle 29: Potenziell inadäquate Arzneimittel (Ergebnis der zweiten
Befragungsrunde) 155

Tabelle 30: Arzneimittel mit einem vergleichbaren Risiko für ältere und jüngere
Patienten (Ergebnis der zweiten Befragungsrunde) 156

Tabelle 31: Nicht eindeutig bewertete Arzneimittel (Ergebnis der zweiten
Befragungsrunde) 157

Tabelle 32: Arzneimittel mit einem vergleichbaren Risiko für ältere und jüngere
Patienten (Gesamtergebnis) 159

Tabelle 33: Nicht eindeutig bewertete Arzneimittel (Gesamtergebnis) 160

eTabellenverzeichnis

Tabellen auf der Daten-CD

eTabelle 1: Vorläufige Liste potenziell inadäquater Arzneistoffe für die erste Befragungsrunde 4.3.3

eTabelle 2: Experten 4.4.1

eTabelle 3: Liste potenziell inadäquater Arzneimittel für die zweite Befragungsrunde 4.4.2

eTabelle 4: PRISCUS-Liste potenziell inadäquater Medikamente für ältere Patienten (ATC-klassifiziert) 4.4.4

eTabelle 5: Arzneimittel mit einem vergleichbaren Risiko für ältere und jüngere Patienten (ATC-klassifiziert) 4.4.4

eTabelle 6: Nicht eindeutig bewertete Arzneimittel (ATC-klassifiziert) 4.4.4

eTabelle 7: Übersicht der Arzneimittel und ihre Bewertungen in Zahlen 4.4.4

eTabelle 8: PRISCUS-Liste potenziell inadäquater Medikamente für ältere Patienten mit Medikationsempfehlungen (Gesamtergebnis der Delphi-Befragung). 4.4.4

eTabelle 9: Arzneimittel der PRISCUS-Liste, aufgeführt auf mind. einer der vier untersuchten internationalen PIM-Listen 5.5

eTabelle 10: Arzneimittel der PRISCUS-Liste, auf keiner der vier untersuchten internationalen PIM-Listen 5.5

eTabelle 11: Verfügbarkeit einiger Arzneimittel der PRISCUS-Liste in USA, Kanada und Frankreich 5.5

eTabelle 12: Potenziell inadäquate Arzneimittel auf mind. einer der vier untersuchten internationalen PIM-Listen, nicht auf vorläufiger PIM-Liste 5.5

eTabelle 13: Nicht-PIM (PRISCUS), aufgeführt auf mind. einer der vier
untersuchten internationalen PIM-Listen 5.5

eTabelle 14: Fragliche PIM (PRISCUS), aufgeführt auf mind. einer der vier
untersuchten internationalen PIM-Liste 5.5

Abkürzungsverzeichnis:

ABDA	Bundesvereinigung Deutscher Apothekerverbände
ACE	Angiotensine Converting Enzyme
ACOVE	Assessing Care Of Vulnerable Elders
AkdÄ	Arzneimittelkommission der deutschen Ärzteschaft
AMTS	Arzneimitteltherapiesicherheit
ATC-Klassifikation	Anatomisch-Therapeutisch-Chemische Klassifikation
BPH	Benigne Prostatahyperplasie
CDSS	Clinical Decision Support System
COPD	Chronic Obstructive Pulmonary Disease
COX	Cyclooxygenase
CPOE	Computerized Provider Order Entry
DDD	Defined Daily Doses
DDI	Drug-Drug Interaction
FORTA	Fit For The Aged
GFR	Glomeruläre Filtrationsrate
GI	Gastrointestinal
GIT	Gastrointestinaltrakt
GKV	Gesetzliche Krankenversicherung
Hb	Hämoglobin
IPET	Improving Prescribing in the Elderly Tool
IQWIG	Institut für Qualität und Wirtschaftlichkeit im Gesundheitswesen
MAI	Medication Appropriateness Index
MAO	Monoaminoxidase
NRPZ	Netzwerk der regionalen Pharmakovigilanzzentren
NSAID	Non-Steroidal Anti-Inflammatory Drug
PIM	Potenziell Inadäquate Medikation/ Medikamente
POM	Prescribing Optimization Method
PPI	Protonen-Pumpen-Inhibitoren
RCT	Randomised Controlled Trial

SIADH	Syndrom der inadäquaten Sekretion des antidiuretischen Hormons
SSRI	Selective Serotonin Reuptake Inhibitors
START	Screening Tool to Alert doctors Right, i.e. appropriate, indicated Treatments
STOPP	Screening Tool of Older Persons' potentially inappropriate Prescriptions
UAW	Unerwünschte Arzneimittelwirkung
ZNS	Zentrales Nervensystem

1. Einleitung

1.1 Bevölkerungssituation und -entwicklung in Deutschland und weltweit

Der Anteil älterer Menschen an der Bevölkerung nimmt in Deutschland seit Jahren stetig zu. Nach aktuellen Berechnungen des Statistischen Bundesamtes zeigt die Bevölkerungsentwicklung für Deutschland bis zum Jahr 2060 einen starken Anstieg der über 65 Jahre alten Menschen (Abb. 1). Ein Drittel der Einwohner (34 %) wird dann 65 Jahre und älter sein. Insbesondere für die Gruppe der über 80-Jährigen prognostizieren die Statistiker eine deutliche Zunahme von ca. vier auf ca. zehn Millionen Menschen für das Jahr 2050 mit einer anschließenden Abnahme auf voraussichtlich neun Millionen im Jahr 2060. Jeder Siebente (14 % der deutschen Bevölkerung) wird dann 80 Jahre oder älter sein. Die Gesamtbevölkerung wird dabei aufgrund geringer Geburtenzahlen und zunehmender Sterbefälle der alternden Generationen trotz höherer Lebenserwartungen kontinuierlich geringer werden [234]. Diese Zahlen verdeutlichen den demografischen Wandel. Die Verschiebung der Altersstruktur wird nach Berichten des Robert Koch-Instituts in den nächsten Jahren dazu führen, dass der Bevölkerungsanteil alter Menschen den der jungen Menschen überwiegt [200]. Derzeit ist der Anteil der Frauen bei den Älteren größer: ca. zwei Drittel der über 65-Jährigen und knapp drei Viertel der über 80-Jährigen sind weiblich. Der Anteil älterer Männer wird nach den Vorausberechnungen aber ansteigen. Aufgrund geringer Geburtenraten und der Zunahme des Durchschnittsalters rechnet man auch international mit einer weltweiten Alterung der Bevölkerung. Derzeit sind 22 % der Menschen in Industrienationen 60 Jahre und älter. Dieser Anteil steigt nach Berechnungen der Vereinten Nationen bis zum Jahr 2050 vermutlich auf 33 % an. Die Anzahl der über 60 Jahre alten Menschen wird sich weltweit verdreifachen, von 739 Millionen im Jahr 2009 auf zwei Milliarden im Jahr 2050. Nach den aktuellen Statistiken vervierfacht sich der Anteil der 80 Jahre und älteren Menschen bis dahin auf 395 Millionen und entspricht damit 4,3 % der Weltbevölkerung [249]. Vorausberechnungen der einzelnen Länder, z. B. USA, Niederlande, Vereinigtes Königreich (UK) und Finnland, unterstützen diese Annahmen [1, 98, 173, 233, 250].

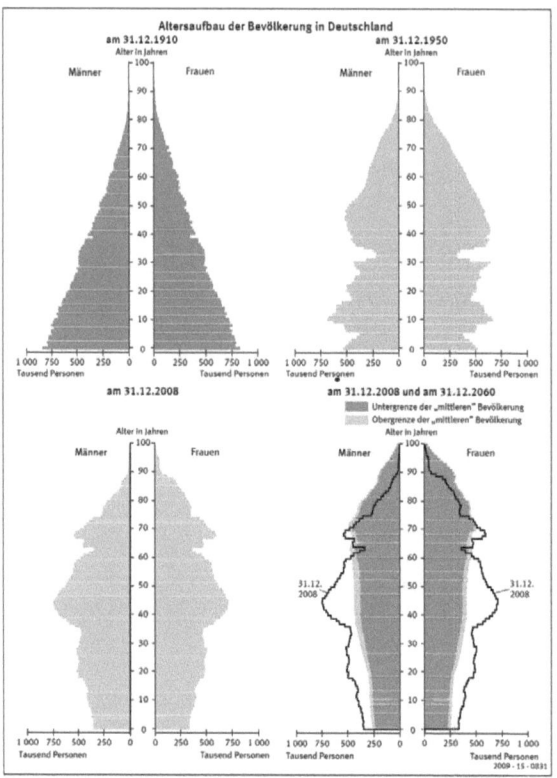

Abbildung 1: Altersaufbau der Bevölkerung in Deutschland [234]

1.2 Multimorbidität und Arzneimitteltherapie im Alter

1.2.1 Multimorbidität im Alter

Entsprechend den Prognosen zum demografischen Wandel wird mit einem Anstieg der Erkrankungen mit starkem Altersbezug unter Annahme gleich bleibender Erkrankungswahrscheinlichkeit gerechnet [186]. Zunehmendes Alter steht im Zusammenhang mit Multimorbidität, d. h. dem zeitgleichen Auftreten mehrerer chronischer oder akuter Erkrankungen oder Symptomen bei einer Person [3]. Unter Multimorbidität, die im Gegensatz zur Komorbidität von einer Grunderkrankung unabhängig ist [3], versteht man aber mehr als die Summe der einzelnen Erkrankungen [208]. Aspekte wie Erkrankungsmuster, zeitliche Entwicklung und soziale Faktoren sind bei der Multimorbidität ebenfalls entscheidend [208, 232]. Funktionseinschränkungen und Behinderungen der Fähigkeiten im Alltag für den Patienten sind die Folge [208]. Nach Borchelt liegt Multimorbidität vor, wenn mindestens zwei der 14 folgenden Merkmalskomplexe nebeneinander bestehen: Immobilität, Sturzneigung und Schwindel, kognitive Defizite, Inkontinenz, Dekubitaulzera, Fehl- und Mangelernährung, Störungen im Flüssigkeits- und Elektrolythaushalt, Depression und/oder Angststörung, chronische Schmerzen, Sensibilitätsstörungen, herabgesetzte Belastbarkeit, starke Seh- und Hörbehinderung, Medikationsprobleme sowie hohes Komplikationsrisiko [29]. Alle diese Merkmale können Symptome oder Folgen unterschiedlicher Krankheiten sein. Die Kriterien unterscheiden sich von den häufig genutzten Definitionen der Multimorbidität, die nur auf einzelne Diagnosen begrenzt sind [208]. Scheidt-Nave und Kollegen weisen darauf hin, dass nicht nur die Aufzählung der einzelnen Erkrankungen zur hohen Krankheitslast bei den Patienten führt, sondern insbesondere das gleichzeitige Auftreten und Ineinandergreifen mehrerer Erkrankungen und die oft damit einhergehenden funktionellen Einschränkungen [211]. Somit ist auch die Forderung vieler Autoren, z. B. des Sachverständigenrates zur Begutachtung der Entwicklung im Gesundheitswesen [208], nachvollziehbar, bei ko- und multimorbiden Patienten den Behandlungsschwerpunkt nicht mehr auf einzelne Erkrankungen zu beschränken, sondern auf den Patienten als Ganzes zu beziehen [92, 208, 254]. Geriatrische Patienten zeichnen sich durch das Vorliegen geriatrietypischer Multimorbidität und höherem Lebensalter[1] aus, oder es sind Patienten 80 Jahre und älter mit alterstypisch erhöhter Vulnerabilität[2] [29, 225].

Da viele Gesundheitsprobleme und chronische Erkrankungen im Alter zunehmen, wird aufgrund der gesteigerten Lebenserwartung zusammen mit der Alterung der Gesellschaft sowie des medizinischen Fortschritts die Zahl der Personen mit Mehrfacherkrankungen in den nächsten Jahren weiter ansteigen [6, 92, 208]. Neue

---

[1] In der Regel 70 Jahre und älter, wobei nach Definition die geriatrietypische Multimorbidität vor dem kalendarischen Alter steht [29, 225].
[2] „Frailty", z. B. wegen des Auftretens von Komplikationen und Folgeerkrankungen, der Gefahr der Chronifizierung sowie des erhöhten Risikos eines Verlustes der Autonomie mit Verschlechterung des Selbsthilfestatus [225].

Arzneimittel und Behandlungsmethoden können einst tödliche Erkrankungen in chronische, lang andauernde Zustände ändern [6].

Die Untersuchungen zur Ko- und Multimorbidität, insbesondere die Angaben zu Prävalenz und Inzidenz, variieren je nach Definition, Zahl und Art der eingeschlossenen Erkrankungen und der untersuchten Gruppen [3, 83, 92, 208]. Sie sind daher nur bedingt vergleichbar. Unabhängig davon befinden sich Angaben zur Prävalenz von Multimorbidität bei Älteren in Deutschland wie auch international in durchschnittlicher Höhe. Im Rahmen des Bundes-Gesundheitssurveys 1998 (BGS98) des Robert Koch-Instituts wurde festgestellt, dass 69 % bzw. 81 % der in Privathaushalten lebenden Männer und Frauen (≥ 70 Jahre) mindestens zwei gleichzeitig vorliegende Erkrankungen aufwiesen. Fünf und mehr gleichzeitig vorliegende Erkrankungen hatten 14 % der Männer und 25 % der Frauen in der Altersklasse ≥ 60 Jahre [211]. Vergleichbar hohe Anteile der älteren Bevölkerung mit Mehrfacherkrankungen sind auch international beschrieben [4, 80, 162, 208, 260]. In den Untersuchungen lässt sich erkennen, dass die Prävalenz von Mehrfacherkrankungen mit zunehmendem Alter ansteigt [4, 6, 80, 83, 162, 260]. Neben dem Alter ermittelten einige Studiengruppen weitere Risikofaktoren für Mehrfacherkrankungen, z. B. „weibliches Geschlecht" und „niedriger Sozial- bzw. Bildungsstatus" [3, 162].

Zu den wichtigsten gesundheitlichen Problemen im Alter gehören chronische Krankheiten (insbesondere Herz-Kreislauf-Krankheiten, Stoffwechselerkrankungen, Muskel- und Skelettkrankheiten und bösartige Neubildungen), Multimorbidität und psychische Störungen (insbesondere Demenz und Depression) [200]. Herz-Kreislauf-Erkrankungen stellen dabei den größten Anteil [28]. Circa ein Viertel der Menschen über 65 Jahre leidet an einer psychischen Störung [200]. Vergleichbare Angaben zu den häufigsten chronischen Erkrankungen sind für andere Länder, z. B. USA und Schweden, verfügbar [1, 6, 162].

Die Folgen der Ko- bzw. Multimorbidität sind äußerst vielfältig. Negative Auswirkungen auf den subjektiven Gesundheitszustand, den funktionellen Status und die Lebensqualität wurden festgestellt [79, 82, 92]. Patienten mit Komorbiditäten weisen außerdem ein höheres Mortalitätsrisiko auf [43, 92].

Der Anstieg der chronischen Erkrankungen und der Multimorbidität bei älteren Menschen führt zu einer erhöhten Inanspruchnahme medizinischer Versorgungsleistungen. Zum Beispiel nehmen Arztkontakte sowie Zahl und Dauer der Krankenhausaufenthalte mit der Anzahl der Erkrankungen zu [43, 92, 116, 260]. Es kommt weiterhin zu einer deutlichen Zunahme ärztlich verordneter Arzneimittel [92, 116, 194].

1.2.2 Arzneimittelgebrauch im Alter

Die Analysen der vertragsärztlichen Arzneiverordnungen zeigen, dass in Deutschland im Jahr 2009 66 % der gesamten verschriebenen Fertigarzneimittel[3] der Gesetzlichen Krankenversicherung (GKV) (Abb. 2) bzw. 54 % des Umsatzes auf gesetzlich Krankenversicherte (≥ 60 Jahre) entfielen, obwohl diese nur 27,2 % der Gesamtpopulation darstellen. Jeder GKV-Versicherte über 60 Jahre erhielt im Durchschnitt 3,3 definierte Tagesdosen als Dauertherapie pro Tag. Dabei wurden Männern ab 50 Jahren mehr Arzneimitteltagesdosen verordnet als Frauen. Die Altersgruppe der 85 bis 89 Jahre alten Männer und Frauen bekam den höchsten Anteil an Arzneiverordnungen (Abb. 2) mit durchschnittlich 4,1 DDD pro Tag [47]. Weitere Untersuchungen zum Medikamentengebrauch älterer Menschen in Deutschland zeigten ähnliche Ergebnisse [28, 94, 132]. Vergleichbare Daten dazu sind u. a. für viele weitere europäische Länder sowie für die USA und Kanada vorhanden [1, 40, 44, 86, 98, 103, 117, 125, 128, 133, 156, 158, 177, 178, 194, 233, 240, 241, 250].

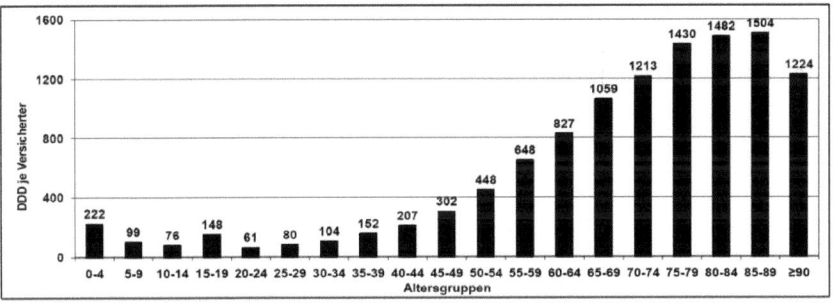

Abbildung 2: Arzneiverbrauch je Versicherter in der GKV 2009 [47]

---

[3] angegeben in definierten Tagesdosen (DDD)

Der Krankheitsverteilung entsprechend sind Medikamente zur Behandlung kardiovaskulärer Krankheiten die am häufigsten verordneten Arzneimittel in der Altersklasse 60 Jahre und älter. Fast die Hälfte der GKV-Verordnungen des Jahres 2007 entfielen auf Angiotensinhemmstoffe, Lipidsenker, Diuretika, Betarezeptorantagonisten und Calciumantagonisten (Abb. 3) [219]. Aber auch Antidiabetika, Antiphlogistika und Antirheumatika, antithrombotische Mittel, Herztherapeutika, Psychoanaleptika, Psycholeptika und Ulkustherapeutika wurden besonders häufig für ältere GKV-Patienten verordnet [47]. Ähnliche Angaben lassen sich in internationalen Arbeiten finden [128, 194].

Aufgrund der allgemein höheren Krankheitslast und insbesondere der chronischen Alterserkrankungen benötigen ältere Menschen im Gegensatz zu jüngeren in der Regel Arzneimittel-Dauertherapien [18]. Diese Unterschiede beeinflussen das Gesamtverordnungsvolumen und erklären die Unterschiede, die in Abbildung 3 dargestellt sind [208, 219]. Unterschiede zwischen den Verordnungs- und Umsatzanteilen der älteren Personen (66 % der gesamten verschriebenen Fertigarzneimittel zu 54 % des Umsatzes [47]) sind nach Aussage des Sachverständigenrates durch die Verordnung von Präparaten mit durchschnittlich günstigeren Tagestherapiekosten, oft durch den Einsatz von Generika, erklärbar [208].

Neben dem ständig steigenden Anteil Älterer an der Bevölkerung führt eine, unabhängig von der Bevölkerungsentwicklung stattfindende und fast ausschließlich ältere Menschen betreffende, höhere Verordnung von Medikamenten pro Kopf, zu einer kontinuierlichen Zunahme der Arzneimitteltherapie im Alter [219]. Auch internationale Arbeiten zeigen im Verlauf der Zeit einen Anstieg des Arzneimittelgebrauchs bei älteren Patienten [103, 158]. Gründe dafür könnten neben neuen Arzneimitteln und Therapiemöglichkeiten, bessere Diagnostikkriterien und neue Indikationen für bekannte Arzneimittel auch eine niedrigere Schwelle zur Behandlung von Risikofaktoren der präventiven Medizin sein [103].

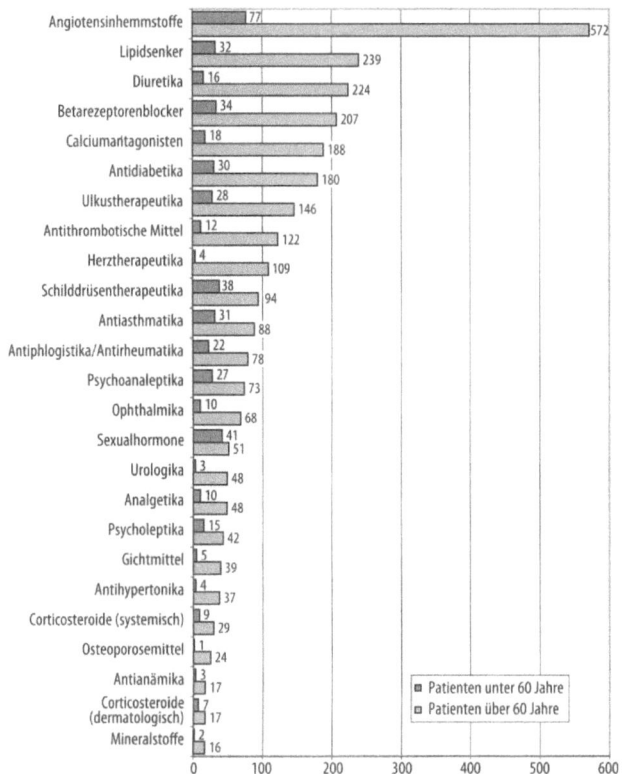

Abbildung 3: Vergleich der Arzneiverordnungen für Patienten unter und über 60 Jahre nach definierten Tagesdosen (DDD) pro 1000 Versicherter/Tag [219]

Die Prävalenz von Polypharmazie nimmt mit steigendem Alter zu [24] und ist nach den bereits genannten Zahlen bei einem Großteil der älteren Patienten vorhanden. Trotzdem fehlt für den Begriff Polypharmazie derzeit noch eine einheitliche und präzise Definition [40, 106, 224, 252]. Oft wird die einfache Zählung der Medikamente zur Definition genutzt [40, 106, 110]. Eine weitere Beschreibung bezieht den nicht indizierten Medikamentengebrauch bzw. den Medikamentengebrauch ohne Diagnose mit in die Definition ein [40, 105, 110].

Polypharmazie steht nach Junius-Walker und Kollegen im Zusammenhang mit soziodemografischen Faktoren (Alter, Geschlecht, Bildung, Erwerbstätigkeit, sozioökonomischer Status), Erkrankungen (Multimorbidität, mehrfache Beschwerden/Krankheiten, Wohlbefinden, chronische Erkrankungen) und Gesundheitssystemfaktoren (Verordner-bezogen, wahrgenommene Patienten-Belastung/Druck, freier Zugang zu Medikamenten) [132]. Die Hauptgründe für Polypharmazie sind somit das Vorhandensein multipler Erkrankungen, eine steigende Erwartungshaltung für Gesundheitsversorgung, therapeutische Vorteile und übermäßige Verordnungen [224].

Bedingt durch die Vielzahl verordneter Arzneimittel bei älteren multimorbiden Patienten erhöht sich in dieser Patientenpopulation das Risiko von Medikationsfehlern, Arzneimittelinteraktionen, inadäquater Medikation, unerwünschten Arzneimittelwirkungen (UAW), UAW-bedingten Krankenhausaufnahmen sowie einer erhöhten Mortalität [15, 43, 45, 87, 103, 106, 128, 138, 145, 151, 171, 180, 194, 224, 245, 252, 263]. Das Risiko geriatrischer Syndrome ist ebenfalls mit Polypharmazie assoziiert [106]. Ältere Patienten mit mehreren Arzneimitteln haben u. a. ein erhöhtes Risiko für kognitive Beeinträchtigungen, Harninkontinenz und Stürze [106, 262].

Der Einsatz überflüssiger Medikamente, z. B. Arzneimittelgebrauch ohne Indikation, Gebrauch unwirksamer Arzneimittel oder Doppelung von Medikamenten, ist zu beachten. Hajjar und Kollegen stellten in einer Untersuchung fest, dass 44 % der untersuchten älteren Patienten mindestens ein überflüssiges Arzneimittel, meist begründet in einer fehlenden Diagnose, einnahmen. Am häufigsten waren davon Arzneimittel zum Einsatz im Gastrointestinaltrakt und im zentralen Nervensystem (ZNS) betroffen. Des Weiteren zeigten die Autoren einen Zusammenhang zwischen mehreren Verordnern und dem Gebrauch von neun oder mehr Medikamenten mit einem unnötigen Arzneimittelgebrauch auf [105]. Hinzu kommt die übermäßige Anwendung von Arzneimitteln. Diese betrifft vor allem Medikamente zur Behandlung von Infektionen, GI-Symptomen, Angst- und Schlafstörungen [22].

Das Risiko arzneimittelbezogener Probleme, z. B. potenzielle Wechselwirkungen und/oder unerwünschte Wirkungen, steigt nach Aussage verschiedener Autoren entweder linear [13, 51, 252] oder exponentiell [41, 137, 224] mit der Arzneimittelanzahl an. Die Risikozunahme bedeutet aber nicht zwangsläufig, dass die Verordnungen der Medikamente nicht korrekt sind [18] oder dass die Therapie unangemessen ist [22]. Bei einigen Patienten ist sie z. B. zur Vermeidung unerwünschter Ereignisse, wie der indizierte Einsatz von Protonenpumpenhemmern bei Gebrauch nicht-steroidaler Antiphlogistika und Antirheumatika, notwendig [151]. Viele Patienten profitieren von einer größeren Anzahl gleichzeitig verordneter Arzneimittel, sofern jene richtig indiziert sind und entsprechend verwendet werden [22]. Die Medikamentenzahl ist daher nur ein schwacher Marker der Versorgungsqualität [18].

Polypharmazie ist aber nicht nur mit dem übermäßigen Medikamenten-Gebrauch, sondern auch mit einer Unterversorgung an Arzneimitteln assoziiert [139]. Die unbegründet fehlende ausreichende medikamentöse Behandlung ist noch nicht ausreichend untersucht [18, 22, 29]. Nach Aussage mehrerer Autoren sind mehr als 40 % der älteren Patienten unterversorgt, Steinman und Kollegen berichten sogar von 64 % Unterversorgung mit durchschnittlich einem fehlenden indizierten Medikament [236]. Die Unterversorgung betrifft vor allem die Krankheitsbilder Herzinsuffizienz und Myokard-Infarkt, Osteoporose, Vorhofflimmern, Schmerzen, Inkontinenz und Depression [18, 229]. Hier fehlen häufig ausgewählte Medikamente mit nachgewiesenem Nutzen, z. B. ACE-Hemmer bei Herzinsuffizienz [139, 229]. Auch präventive Maßnahmen wie Impfungen gegen Pneumonie und Grippe finden bei älteren Menschen nicht in ausreichendem Umfang statt [18].

1.3 Physiologische Änderungen im Alter und deren Auswirkungen auf die Pharmakokinetik und Pharmakodynamik der Arzneimittel

Der Fehlgebrauch von Arzneimitteln stellt ein weiteres Problem bei älteren Patienten dar. Selbst bei richtiger Verordnung fehlt oft die entsprechende Anpassung der Dosierung und/oder der Therapiedauer bezogen auf die physiologischen Änderungen im Alter [18, 22].
Das chronologische Alter stimmt nicht grundsätzlich mit dem biologischen überein. Dennoch ist höheres Alter oft durch eine niedrigere physiologische Leistungsfähigkeit im Hinblick auf umgebungsbedingte bzw. umweltbedingte Veränderungen und Ansprüche gekennzeichnet. Ältere Menschen sprechen häufig verstärkt auf Arzneimittel an, wodurch sie besonders anfällig für UAW sind. Da eine breite interindividuelle Variabilität der Funktionsfähigkeit bei den Senioren besteht, wird häufig die Nutzung

geriatrischer Assessments zur besseren Einschätzung und zur Anpassung der Arzneimitteltherapie empfohlen [29, 224].

Typische altersbedingte physiologische Änderungen können sich auf die Pharmakokinetik und Pharmakodynamik der anzuwendenden Arzneimittel auswirken. Dies hat wiederum Konsequenzen für die Wirksamkeit und die Häufigkeit von unerwünschten Ereignissen der medikamentösen Therapie. Unterschiede zwischen den Geschlechtern werden dabei in bestimmten Bereichen beschrieben [221].

Neben der Neigung zu Gebrechlichkeit, die mit reduzierter Muskelmasse, abnehmender neuro-endokriner Funktionen und Störungen des Immunsystems einhergeht [247], weisen ältere Menschen diverse weitere physiologische Änderungen im Rahmen des Alterungsprozesses auf.

Die altersbedingten Änderungen im Gastrointestinaltrakt führen zu einer Reduktion der Säuresekretion mit einhergehendem Anstieg des Magen-pH-Wertes sowie zur Reduktion der Magen-Darm-Motilität, der Blutversorgung und der Resorptionsfläche. Diese Veränderungen können sich in einer geänderten Resorptionsgeschwindigkeit äußern und die Resorption der Medikamente beeinflussen. Sie werden aber für die meisten Wirkstoffe nicht als klinisch signifikant eingestuft [224, 247, 248].

Physiologische Veränderungen im Alter betreffen auch das Herz-Kreislauf-System. Ein vermindertes Herzzeitvolumen, eine veränderte Gewebeperfusion und eine reduzierte Plasmaproteinbindung sind typisch für ältere Menschen. Die Abnahme der Synthese der Plasmaalbumine kann zu einem Anstieg des freien Anteils bestimmter Pharmaka mit hoher Plasmaeiweißbindung führen [190].

Ältere Patienten weisen meist ein um 10–15 % reduziertes Körpergewicht und einen reduzierten basalen Stoffwechsel auf. Der im Alter verringerte Anteil an Körperwasser (10–15 %) führt dazu, dass hydrophilen Wirkstoffen, z. B. Digoxin, ein geringeres Verteilungsvolumen zur Verfügung steht. Dadurch ist ein schnelleres Erreichen hoher Serumspiegel mit einem erhöhten UAW-Risiko möglich. Im Gegensatz dazu steigt meist der Körperfettanteil um ca. 20–40 %, wodurch es zu verlängerten Halbwertszeiten lipophiler Wirkstoffe, z. B. vieler Psychopharmaka wie Diazepam, kommt. Die Dosierung solcher Arzneimittel muss daher an die physiologischen Altersveränderungen angepasst werden [29, 224, 247, 248].

Die für die Arzneimittelwirkung entscheidensten Änderungen betreffen die Leber- und Nierenfunktion älterer Menschen. Die reduzierte Leberfunktion ist durch eine bis zu 20–40 % verringerte Lebermasse, eine bis zu 40 % reduzierte Leberdurchblutung und eine verringerte Albuminsynthese gekennzeichnet [224, 247, 248]. Insgesamt besteht eine um 20–50 % reduzierte metabolische Kapazität der Leber. Der First-Pass-Metabolismus kann in seiner Effektivität eingeschränkt sein, wodurch die Bioverfügbarkeit und Plasmakonzentration einiger Wirkstoffe mit hohem First-Pass-Mechanismus signifikant ansteigen kann. Im Gegensatz dazu sinkt die Bioverfügbarkeit von Arzneimitteln, die als Prodrug vorliegen und in der Leber erst in ihre Wirkform überführt werden müssen [224]. Der Phase-I-Metabolismus ist oft verlangsamt, während der Phase-II-Metabolismus meist unverändert bleibt.

Die Exkretion der Wirkstoffe ist ebenfalls von den physiologischen Veränderungen im Alter, wie der Abnahme der Nierenmasse um 25–30 %, der Verringerung der Nierendurchblutung (ca. 1 % pro Jahr ab einem Alter von 40 Jahren), der Reduktion der Nephren-Anzahl, der Anzahl funktionsfähiger Glomeruli und der Tubulus-Funktion, betroffen [247, 248]. Die glomeruläre Filtrationsrate (GFR) nimmt i. Allg. ca. 1 ml/min pro Jahr ab. Bei gleichzeitiger Verringerung der Muskelmasse bleiben die Serum-Kreatinin-Werte relativ konstant und sind im Alter ein schlechter Indikator für die Nierenleistung. Daher ist bei älteren Patienten die Bestimmung bzw. Schätzung der Kreatinin-Clearance, z. B. nach der Formel von Cockcroft und Gault oder der MDRD-Formel (Modification of Diet in Renal Disease), notwendig [48, 157, 224, 247, 248]. Das Absinken der GFR, sowie die Reduktion der Kreatinin-Clearance und der tubulären Sekretion resultieren in einer verzögerten Ausscheidung vorwiegend renal eliminierter Arzneimittel [161]. Besonders bei Wirkstoffen mit geringer therapeutischer Breite ist die Beachtung der Leber- und Nierenfunktion bei Älteren sehr wichtig [212].

Auch die Pharmakodynamik der Arzneimittel ist von den alterstypischen physiologischen Veränderungen betroffen. Störungen der Homöostase, Änderungen der Anzahl und der Affinität von Arzneimittel-Rezeptoren, rigidere Arterienwände und veränderte ZNS-Funktionen können dazu führen, dass die Empfindlichkeit, z. B. für Benzodiazepine und anticholinerge Nebenwirkungen trizyklischer Antidepressiva ansteigt [29, 161, 224, 247, 248]. Die Empfindlichkeit für Beta-Rezeptorenblocker indes sinkt. Paradoxe Reaktionen bei Sedativa- und Hypnotika-Gebrauch sind im Alter ebenfalls möglich. Infolge reduzierter homöostatischer Mechanismen kann es zu einer gestörten Gegenregulation kommen, die z. B. zu orthostatischer Dysregulation bei Antihypertensiva-Nutzung oder zu Dehydratation, Hypovolämie und Elektrolytstörungen bei Diuretika-Gebrauch führen können [161, 224, 247]. Bei der Arzneimittelverordnung für ältere Menschen sollten somit altersbedingte physiologische Änderungen berücksichtigt werden, die sich auf die Pharmakokinetik und Pharmakodynamik der Medikamente auswirken und in einer erhöhten Sensitivität und einem Anstieg der UAW resultieren können [161, 247, 248]. Zusätzliche Altersveränderungen, z. B. funktionelle Defizite und eine Abnahme kognitiver Fähigkeiten, müssen ebenfalls beachtet werden [29].

Aufgrund der beschriebenen pharmakokinetischen und pharmakodynamischen Änderungen, der Multimorbidität und der Polypharmazie, einschließlich der damit verbundenen Interaktionsrisiken und Verordnung inadäquater Medikamente, stellen unerwünschte Arzneimittelwirkungen bei älteren Patienten ein wichtiges Gesundheitsproblem mit einer Prävalenz von 5–35 % dar [38, 104, 106, 124, 138, 151, 167, 227]. Sie verursachen in westlichen Ländern durchschnittlich 3–6 % der Krankenhausaufnahmen und sind für bis zu 9 % der Krankenhauskosten verantwortlich [149, 151, 168, 188, 214, 180]. Ein Großteil der UAW-bedingten Krankenhausaufnahmen werden dabei als vermeidbar eingestuft [19, 151, 188].
Die Inzidenz von Arzneimittel-begründeten Krankenhausaufnahmen steigt mit dem Alter an [214]. Insgesamt sind ältere Menschen häufiger von UAW, die zu Krankenhauseinweisungen führen oder während eines Krankenhausaufenthaltes auftreten, betroffen [19, 34, 124, 138, 151, 168, 169, 188, 214]. Zum Beispiel zeigte eine Metaanalyse, dass der Anteil an UAW-bedingten Krankenhausaufnahmen bei älteren viermal so hoch ist wie bei jüngeren Personen [19].
Eine Untersuchung des Deutschen Netzwerkes der Pharmakovigilanzzentren [214] ergab ähnliche Ergebnisse [245]. Auch hier nahm die Hospitalisierungsrate aufgrund einer unerwünschten Arzneimittelwirkung mit steigendem Alter zu. Das durchschnittliche Alter der Patienten betrug 70 Jahre. In der Gruppe der über 70 Jährigen sind Frauen mit 73 % aller UAW häufiger betroffen als Männer. Ungefähr 30 % der schweren, zu Krankenhausaufenthalten führenden UAW resultieren aus Arzneimittelinteraktionen. Die Hauptgründe für UAW in der höheren Altersgruppe waren Arzneimittelwechselwirkungen, ungeeignete Medikamente oder inadäquate Dosierungen [245]. Die Kosten durch UAW-bedingte Krankenhausaufenthalte werden für Deutschland auf 400 Millionen Euro pro Jahr geschätzt [214].

In mehreren Studien zu UAW wurden verschiedene Komplikationen und unerwünschte Wirkungen unterschiedlich häufig festgestellt. Auffallend oft betrafen die Komplikationen das hämatologische, gastrointestinale und kardiovaskuläre System [99, 151, 180, 188, 227]. Die am zahlreichsten verantwortlich gemachten Medikamente waren u. a. Thrombozytenaggregationshemmer und Antikoagulantien, Antibiotika, Antidiabetika, NSAID, Diuretika, Antihypertensiva, Chemotherapeutika, Calcium-Kanal-Blocker und Digoxin [99, 180, 188, 227].

Im Zusammenhang mit unerwünschten Arzneimittelwirkungen ist bei älteren Patienten ebenfalls die Problematik der sogenannten Verschreibungskaskade zu berücksichtigen. Diese beginnt mit der Fehlinterpretation einer Nebenwirkung als Symptom einer weiteren Erkrankung und der anschließenden Verschreibung eines zusätzlichen Medikamentes. Dieser Prozess erhöht das Risiko für weitere unerwünschte Wirkungen und der Ablauf setzt sich fort. Aus diesem Grund empfehlen Rochon und Gurwitz bei Auftreten von neuen Beschwerden immer eine UAW als Ursache in Betracht zu ziehen und die Medikation zu überprüfen [201].

Ein geeigneter Arzneimittelgebrauch bedeutet insgesamt, dass das potenzielle Risiko im Vergleich zum erwarteten Nutzen gering ist. Unter diesem Aspekt kann der Gebrauch von Arzneimitteln zusammengefasst aus drei Gründen inadäquat sein: (1) übermäßiger Gebrauch, d. h. ein Medikament wird eingesetzt, obwohl kein Arzneimittel genutzt werden sollte, (2) Fehlgebrauch, d. h. das falsche Medikament wird eingesetzt oder ein Medikament wird in der falschen Dosierung, im falschen Ablauf oder über eine falsche Zeitdauer angewendet oder (3) fehlender Einsatz, d. h. ein indiziertes Arzneimittel wird nicht genutzt [18, 22].

Die Schwierigkeit, eine für den einzelnen älteren, möglicherweise multimorbiden Patienten erfolgreiche und geeignete Arzneimitteltherapie zu planen und durchzuführen, ist aber nicht zu unterschätzen. Studien über die Versorgung älterer Patienten mit Arzneimitteln ebenso wie Studien über die Inzidenz von UAW sind vorhanden und zeigen das hohe Risiko für ältere Patienten, eine Nebenwirkung zu erleiden [34, 150, 160, 167, 212, 231, 245]. Obwohl die älteren Menschen einen immer größer werdenden Anteil an der Bevölkerung einnehmen, fehlt ausreichend Evidenz für eine optimale Versorgung, besonders im Hinblick auf die Arzneimitteltherapie älterer multimorbider Patienten [208, 211]. Derzeit besteht eine große

Diskrepanz zwischen der Prävalenz von Multimorbidität in der Bevölkerung und der Anzahl von Studien, die das Thema behandeln [81]. Die wissenschaftliche Basis für die Versorgung der Multimorbidität ist nach Aussage von Fortin und Kollegen, trotz zunehmender Verbesserungen [92], unzureichend [81]. Auch die Datenlage bei klinischen Studien im Hinblick auf die Arzneimittelwirkung bei älteren Menschen ist äußerst gering, da die meisten klinischen Studien Ältere und insbesondere Ältere mit Komorbiditäten ausschließen [74, 81, 230, 259]. Im Jahr 2000 hatten nur 3,4 % von 8945 randomisierten klinischen Studien und 1,2 % von 706 Metaanalysen Ältere mit eingeschlossen [172]. Eine Untersuchung von van Spall und Kollegen zeigte, dass 38,5 % der Studien, die in neun wichtigen medizinischen Fachzeitschriften in den Jahren 1994 bis 2006 veröffentlicht wurden, Patienten ab einem Alter von 65 Jahren ausschlossen [230]. Patienten mit Komorbiditäten und Personen mit Komedikation wurden in 81,3 % bzw. 54,1 % der untersuchten Studien nicht berücksichtigt [230].

Aufgrund des hohen Arzneimittelgebrauchs älterer Menschen wird gefordert, dass diese Gruppe, auch mit Komorbiditäten, in angemessenem Maße unter Gewährleistung ihrer Sicherheit in entsprechender Anzahl in klinischen Studien vertreten sein sollten, um die Nutzen und Risiken der Therapie bei älteren Menschen besser zu verstehen [92, 208, 211, 224]. In Ansätzen ist dies inzwischen eingeführt. Meistens werden aber bei Einschluss älterer Patienten in klinische Studien „jüngere" und „fittere" Ältere ausgewählt [100].

Zum jetzigen Zeitpunkt gibt es noch nicht ausreichend qualitativ hochwertige Evidenz, die die Verordnung bei Älteren, speziell mit Mehrfacherkrankungen und Polypharmazie, beschreibt und leitet [118]. Evidenzbasierte Verordnungsleitlinien beruhen größtenteils noch auf den Ergebnissen klinischer Studien, die, wie bereits beschrieben, ältere Menschen mit mehrfachen Erkrankungen meist ausschließen [230]. Wenn Evidenz zu Medikationseffekten für ältere, gebrechliche Patienten vorliegt, stammt diese meist aus Beobachtungsstudien und nur selten aus randomisierten kontrollierten Studien [119].

Das starre Festhalten an Leitlinien, die meist nur für einzelne Erkrankungen entwickelt wurden, führt bei älteren multimorbiden Patienten häufig zu widersprüchlichen Therapieempfehlungen bzw. zu Therapieunsicherheit und resultiert in Polypharmakotherapie mit einem hohen Risiko für Arzneimittelwechselwirkungen und unerwünschten Ereignissen [30]. Es zeigt sich, dass Therapieleitlinien für Personen mit Mehrfacherkrankungen anders aufgebaut sein müssen als Leitlinien für Personen mit einzelnen Diagnosen. Der Gesamtzustand, die Funktionsfähigkeit, die Lebenserwartung sowie die individuelle Gesamtsituation des Patienten müssen berücksichtigt und Therapieprioritäten umgesetzt werden [211]. Aber auch hier fehlt noch ausreichend Evidenz für eine mögliche Priorisierung der Therapie [211]. Derzeit gehen aber selbst Leitlinien zu alterstypischen Erkrankungen wie Demenz nicht auf Ko- oder Multimorbidität ein. Auch hier ist die bereits beschriebene fehlende Evidenz ein großes Problem [208]. Eine positive Entwicklung unter den Leitlinien stellt die „Hausärztliche Leitlinie Geriatrie" der Leitliniengruppe der Kassenärztlichen Vereinigung Hessen dar [155].

1.4 Potenziell inadäquate Medikation für ältere Menschen

Wie unter 1.2.2 beschrieben, umfasst der inadäquate Gebrauch von Arzneimitteln verschiedene Aspekte, z. B. Über- und Unterversorgung. Ein weiterer wichtiger Punkt ist die Anwendung inadäquater Medikamente. Zahlreiche Arzneimittel gelten aufgrund ihrer pharmakologischen Wirkung und/oder potenziellen Nebenwirkungen als ungeeignet für ältere Menschen [77]. Bei diesen potenziell inadäquaten Medikamenten (PIM) überwiegt das Risiko unerwünschter Arzneimittelereignisse den klinischen Nutzen, insbesondere, wenn verträglichere und ebenso wirksame Alternativen vorhanden sind [144, 146].

In den letzten Jahren wurden in einigen Ländern Bemühungen unternommen potenziell inadäquate Arzneimittel für ältere Menschen zu definieren [16, 17, 77, 89, 144, 165, 204]. Im Jahr 1991 entwickelte eine Forschergruppe um Mark H. Beers mit Hilfe des Delphi-Verfahrens (vgl. 1.5) eine Liste mit 30 Kriterien für inadäquaten Arzneimittelgebrauch bei älteren Pflegeheimbewohnern. 19 dieser Kriterien umfassen Medikamente, die generell bei diesem Patientenkollektiv nicht genutzt werden sollten. Elf weitere Kriterien benennen Arzneimittel, die in bestimmten Dosierungen, Häufigkeiten und Therapiedauern zu vermeiden sind [16]. Diese Liste wurde 1994 von Stuck et al. ebenfalls mittels Expertenbefragung für selbstständig lebende ältere Menschen modifiziert [239]. Im Jahr 1997 folgte eine Aktualisierung der Beers-Arbeit von 1991, die neben einer Auflistung potenziell inadäquater Medikamente für ältere ambulante Patienten und Alten- und Pflegeheimbewohnern auch eine Übersicht von Arzneimitteln beinhaltete, die bei bestimmten Erkrankungen für ältere Menschen ungeeignet sind [17] (vgl. 4.1). Die zweite und bisher letzte Aktualisierung der sogenannten „Beers-Liste" folgte im Jahr 2003 durch Donna M. Fick und Kollegen [77] (vgl. 4.1). Verschiedene Forschungsgruppen haben die „Beers-Liste" für ihre eigenen Untersuchungen adaptiert und entsprechend angepasst, z. B. Zhan et al. [261]. Peter J. McLeod und Kollegen erarbeiteten im Jahr 1997 ebenfalls mittels Delphi-Befragung eine Liste potenziell inadäquater Medikamente für ältere Menschen in Kanada, die aber im Unterschied zu den „Beers-Listen" in Verschreibungspraktiken integriert sind [165] (vgl. 4.1). Eine Weiterentwicklung dieser kanadischen Kriterien wurde im Jahr 2000 von Naugler et al. veröffentlicht [174]. Für Frankreich entwickelten Marie-Laure Laroche und Kollegen 2007 eine Liste potenziell inadäquater Arzneimittel für ältere Menschen, die neben generell zu vermeidenden Medikamenten, auch Arzneimittel beinhaltet, die bei bestimmten Erkrankungen nicht genutzt werden sollten [144] (vgl. 4.1). Gallagher et al. veröffentlichten im darauffolgenden Jahr sogenannte "STOPP and START" Kriterien für Irland, die potenziell inadäquate Verschreibungen und evidenzbasierte Verordnungsindikatoren für häufig auftretende Erkrankungen bei älteren Patienten enthalten [89]. Eine norwegische Arbeitsgruppe um Sture Rognstad entwickelte 2009 die „Norwegian General Practice (NORGEP) Criteria", eine Liste mit potenziell inadäquaten Arzneimitteln und ungeeigneten Kombinationen von Medikamenten für ältere Patienten [204].

Eine deutsche Liste potenziell inadäquater Medikamente für ältere Menschen wurde bisher noch nicht erstellt. Lediglich einige Übersetzungen und Anpassungen der „Beers-Liste" an den deutschen Arzneimittelmarkt wurden z. B. von Schwalbe und Kollegen veröffentlicht [220]. Diese Arbeit berücksichtigt die Arzneistoffe der „Beers-Liste" nach Fick et al. [77], für die in Deutschland Fertigarzneimittel verfügbar sind. Sie wurde zusätzlich um einige für Deutschland wichtige Arzneistoffe der von Fick et al. [77] benannten Arzneistoffklassen ergänzt [220].

Epidemiologische Untersuchungen zur Prävalenz potenziell inadäquater Medikamente bei älteren Patienten und Risikofaktoren für den PIM-Gebrauch lieferten unterschiedliche Ergebnisse. In den USA reicht die Prävalenz von 7,8–50 %, je nach untersuchtem Kollektiv und genutzten PIM-Kriterien [14, 33, 45, 52, 76, 78, 147, 159, 182, 195, 228, 238, 239, 261]. Auch in Kanada, Japan und einigen europäischen

Ländern wurde die Medikation älterer Menschen auf potenziell inadäquate Arzneimittel untersucht und zeigt dabei eine breite Verteilung der Prävalenz. Hier variieren die Raten an potenziell inadäquater Medikation je nach untersuchter Kohorte, Land und verwendeten Kriterien zwischen 5,8–41,1 % [20, 27, 44, 75, 87, 88, 123, 142, 150, 176, 181, 189, 207, 216]. Der Arzneimittelgebrauch in Deutschland wurde ebenfalls auf diese Medikamente untersucht. In einer Analyse der GKV-Verordnungsdaten älterer Menschen (≥ 60 Jahre) betrug der Anteil an potenziell inadäquaten Medikamenten nach Fick et al. [77] nur 2 % des GKV-Verordnungsvolumens des Jahres 2007. An diese Personengruppe gehen aber 65 % der gesamten PIM-Verordnungen [219]. In weiteren Untersuchungen variierte der PIM-Anteil bei älteren Menschen von 22–40 % [21, 126].

Aussagen über Trends im zeitlichen Verlauf, bezogen auf die Höhe des PIM-Gebrauchs, variieren ebenfalls. Eine Abnahme der PIM-Anwendung wurde u. a. von Stuart et al. und Bongue et al. ermittelt [27, 238]. Andere Wissenschaftler berichten dagegen von einer unveränderten PIM-Rate [123, 195].

Beim Vergleich der Prävalenzen müssen die jeweils verwendeten Kriterien potenziell inadäquater Medikamente und deren genaue Anwendung berücksichtigt werden [27, 123, 189]. Je nach verwendeter Liste bzw. PIM-Kriterien und den davon genutzten Inhalten (einige Studiengruppen nutzten z. B. nur die Diagnose-unabhängigen PIMs oder gar nur eine Auswahl dieser Arzneimittel) wurden verschiedene Verteilungen ermittelt. Die Auswahl der untersuchten Studienpopulation, z. B. selbstständig lebende Ältere, Krankenhauspatienten, Alten- und Pflegeheimbewohner oder Patienten mit ambulanter Pflege sowie die jeweils untersuchten Altersgruppen sind ebenfalls entscheidend für die Prävalenzrate. Neben dem jeweiligen Untersuchungszeitraum führen auch unterschiedliche Arzneimittelverfügbarkeit, unterschiedliches Verordnungsverhalten und die jeweilige Arzneimittelpolitik der untersuchten Länder zu abweichenden Ergebnissen. Aus diesen Gründen sind die ermittelten Prävalenzraten nur eingeschränkt vergleichbar [7, 27, 75, 123].

Polypharmazie ist ein wichtiger Risikofaktor für die Verordnung und Anwendung potenziell inadäquater Arzneimittel bei älteren Patienten [27, 33, 44, 45, 87, 150, 189, 195, 216, 239, 261]. Frauen waren in den Untersuchungen deutlich häufiger vom PIM-Gebrauch betroffen als Männer [27, 33, 44, 126, 150, 195, 216]. Einige Studien berichteten, dass ältere Menschen (≥ 80 bzw. ≥ 85 Jahre) ein erhöhtes

Risiko für PIM-Verordnungen hatten [27, 44, 126, 189, 216, 239]. Weitere Risikofaktoren sind u. a. depressive Symptome [150, 189, 239], (subjektiv) schlechter Gesundheitszustand [150, 189, 261], Häufigkeit der Arztbesuche [27, 33] und geringer Bildungsstand [27, 150].

Alle Listen bzw. Kriterien potenziell inadäquater Medikamente für ältere Menschen wurden im Konsensverfahren mittels Literaturrecherche und Expertengruppen (modifizierte Delphi-Methode, vgl. 1.5) entwickelt, obwohl diese Methode u. a. wegen eines Mangels an Evidenz kritisiert wird. Es fehlt aber, wie bereits beschrieben, an ausreichend randomisierten kontrollierten Studien (RCT), die ältere Menschen mit einschließen. Insbesondere für die Gruppe der Hochaltrigen werden in der Regel weder Nutzen noch Risiken von Arzneimitteln in RCT gezeigt [224, 231].

Inhaltliche Kritik betrifft insbesondere die „Beers-Listen" [16, 17, 77]. Es wird z. B. darauf hingewiesen, dass die Arbeiten nur auf einzelne potenziell ungeeignete Arzneimittel eingehen, aber weitere Aspekte wie Arzneimittelwechselwirkungen, Verdopplung von Behandlungen oder auch die Unterversorgung mit indizierten Medikamenten, die ebenfalls einen Einfluss auf schwerwiegende unerwünschte Arzneimittelwirkungen haben, nicht berücksichtigt werden [86, 146]. Außerdem wird das Fehlen von Therapiealternativen bemängelt [50, 86].

Weitere Kritik betrifft die bisher noch geringe und nicht immer eindeutige Evidenz, dass der Gebrauch potenziell inadäquater Arzneimittel mit einem erhöhten UAW-Risiko einhergeht bzw. dass die Vermeidung dieser Medikamente zu einer Reduktion des Nebenwirkungsrisikos, der Krankenhausaufnahme-Häufigkeit oder der Mortalität führt [76, 77, 86, 127, 183, 231, 237]. Verschiedene Forschungsgruppen haben die Risiken für ältere Patienten analysiert und sind zu unterschiedlichen Ergebnissen gekommen. Jano und Aparasu haben in einem systematischen Review mit 18 epidemiologischen Studien Zusammenhänge mit potenziell inadäquater Medikation bei älteren Patienten untersucht. Die Analyse der überwiegend aus den USA stammenden Studien mit 186 bis 487.383 älteren Menschen zeigte einen Zusammenhang zwischen der Anwendung von potenziell inadäquaten Arzneimitteln und einem erhöhten Hospitalisierungsrisiko bei ambulanten Patienten. Es besteht weiterhin eine Verbindung zwischen potenziell ungeeigneten Arzneimitteln und höheren Gesundheitskosten [127]. Eine neuere Studie belegt außerdem, dass die PIM-Anwendung mit einem höheren Sturzrisiko bei älteren, im privaten Haushalt wohnenden Menschen assoziiert ist [20]. Andere Untersuchungen hingegen konnten keinen signifikanten Zusammenhang zwischen potenziell inadäquaten Medikamenten und einem erhöhten UAW-Risiko oder einem erhöhten Mortalitätsrisiko ermitteln [111, 145, 182].

Abschließend ist festzustellen, dass Evidenz für einen Zusammenhang zwischen potenziell inadäquater Medikation und unerwünschten Auswirkungen auf die Gesundheit älterer Menschen vorhanden ist [127]. Zurzeit fehlen aber noch randomisierte kontrollierte Studien, die einen Nutzen für die Patienten durch den Einsatz der Listen und Kriterien nachweisen könnten [86, 127].

Trotz der beschriebenen Kritik und wegen des Mangels an Alternativen empfehlen viele Gesundheitsbehörden und wissenschaftliche Gesellschaften den Gebrauch einer PIM-Liste – häufig für die Bewertung der Qualität der Verordnungen für ältere Patienten [35]. Die relativ einfache Handhabung der Listen potenziell inadäquater Arzneimittel erleichtert die Anwendung in Forschung und Praxis und führt zu einer weiten Verbreitung und Nutzung [208] und erhöht somit das Bewusstsein der Verordner im Hinblick auf möglicherweise ungeeignete Medikamente bei älteren Patienten [75]. Die gewissenhafte Übernahme dieser Kriterien von regulatorischen Institutionen, nationalen Leitlinien und computergestützten Warnsystemen kann die Arzneimittel-Verordnung verbessern [75].

Die derzeit zur Verfügung stehenden internationalen Medikationsempfehlungen für multimorbide ältere Patienten weisen formale und inhaltliche Unterschiede auf und sind aufgrund von Differenzen bei Arzneimittelzulassung, Verschreibungsverhalten sowie Therapieleitlinien nur sehr begrenzt auf Deutschland übertragbar. Die nordamerikanischen Listen potenziell inadäquater Medikamente sind nur eingeschränkt anwendbar, da viele der in diesen Ländern verordneten Arzneimittel in Europa nicht im Handel sind [75, 86, 123, 146]. Fast die Hälfte der Medikamente der „Beers-Liste" und den Kriterien nach McLeod et al. [17, 77, 165] sind in den von Fialová und Kollegen untersuchten acht europäischen Ländern nicht verfügbar [75]. Die Prävalenz dieser potenziell inadäquaten Arzneimittel in Deutschland ist, wie beschrieben, dementsprechend sehr unterschiedlich, je nach Einsatz der verschiedenen Kriterien. Aus diesen Gründen entsteht hierzulande nur ein geringer Anteil an UAW-bedingten Hospitalisierungen durch die auf einer der internationalen Listen genannten potenziell ungeeigneten Arzneimittel [206].

Forderungen nach einer deutschen Liste potenziell inadäquater Medikamente für ältere Menschen wurden formuliert. Die Erarbeitung und Veröffentlichung von Hinweisen zur Anwendung von Wirkstoffen mit deutlichem altersabhängigen Nutzen-Risiko-Verhältnis ist ein Bestandteil des „Aktionsplan 2008/2009 zur Verbesserung der Arzneimitteltherapiesicherheit (AMTS) in Deutschland" [37]. Die Erstellung einer deutschen Liste potenziell inadäquater Medikation wurde außerdem vom Sachverständigenrat zur Begutachtung der Entwicklung im Gesundheitswesen angeregt [208].

1.5 Erläuterungen und Informationen zur Delphi-Methode

Begründet im Einsatz der Delphi-Methode [53, 102, 130] in der eigenen empirischen Untersuchung, werden im Folgenden einige allgemeine Erläuterungen zu dieser Methode gegeben.

Im Gegensatz zur Metaanalyse, die mit den Methoden der Statistik eine Zusammenschau der Ergebnisse mehrerer klinischer Studien zu einer Fragestellung gestattet, wird die Delphi-Methode für Fragestellungen zu den Themen angewendet, über die ein unvollständiges Wissen besteht und wenig Evidenz verfügbar ist [130]. Zur Informationsgewinnung verwendet man hier Expertenwissen als Grundlage und lässt Fragestellungen in mehreren Befragungsrunden von einer vorher zu charakterisierenden Expertengruppe beurteilen [102]. Die Methode hat ihre Anfänge in den 1950er Jahren und wurde 1964 durch eine Studie der RAND Corporation[4] in der Öffentlichkeit bekannt.

Häder [102] unterteilt das Vorgehen bei einer klassischen Delphi-Befragung in vier Schritte (Abb. 4). Die Verwendung eines formalisierten Fragebogens, die Befragung von Experten, die Anonymität der Einzelantworten und der Teilnehmer untereinander, die Ermittlung einer statistischen Gruppenantwort, die Information der

---

[4] Die RAND Corporation („Research and Development") ist inzwischen eine Non-Profit Organisation, die nach dem Zweiten Weltkrieg in den USA gegründet wurde, ursprünglich um die Streitkräfte der USA zu beraten [102].

Teilnehmer über diese statistische Gruppenantwort zu jeder Runde (Feedback) sowie die (mehrfache) Wiederholung der Befragung stellen die Charakteristika der Delphi-Methode dar [102, 130].

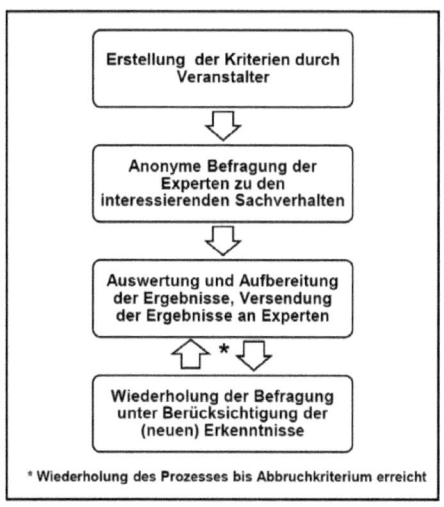

Abbildung 4: Schematische Darstellung der Delphi-Methode nach [102]

Eine entscheidende Determinante ist die Festlegung der Experten, da deren Wissen die Grundlage darstellt. Die Auswahl der Experten erfolgt bei einer Delphi-Befragung meist nicht zufällig [102]. Es soll nicht die durchschnittliche Meinung aller Experten geschätzt werden, sondern es geht nach Häder um Interaktionsprozesse zur Wissensgenerierung, welche über das Feedback vermittelt werden [102]. Die Experten-Auswahl beinhaltet einen potenziellen Bias. Um diesen gering zu halten, wird angeregt, eine breite Auswahl von Experten zu sichern [130]. Es empfiehlt sich, etwa gleich viele Experten aus den verschiedenen Richtungen, z. B. aus Wirtschaft und Universität, zu rekrutieren, da die Herkunft der Experten einen Einfluss auf die Ergebnisse der Delphi-Befragung haben könnte. Die Experten sollten außerdem aus verschiedenen geografischen Regionen eines Landes stammen, um regionale Unterschiede zu mindern. Das Vorgehen bei der Expertenrekrutierung hängt vom jeweils verfolgten Ziel der Delphi-Befragung ab. Weder gibt es für den Umfang eines Experten-Panels in der Literatur einheitlichen Richtlinien, noch für das Auffinden und die Auswahl von Experten. Neben der Festlegung der notwendigen Anzahl an Experten, sollte die Struktur der Gruppe sowie die Wege zum Auffinden der Experten vorab festgelegt werden. Das Aussteigen von Teilnehmern aus den Befragungsrunden kann bei Delphi-Befragungen problematisch sein. Im Durchschnitt kann laut Häder nach der ersten Runde mit einer Rücklaufquote von 30 % und in den darauffolgenden Befragungsrunden von 70-75 % unter den verbleibenden Teilnehmern gerechnet werden [102]. In einer Untersuchung der Antwortquote bei schriftlichen Befragungen, die in medizinischen Fachzeitschriften veröffentlicht wurden, wird die mittlere Rücklaufquote mit 60 % angegeben [12]. Wichtig ist die Kontrolle des Rücklaufs bei einer bewussten Auswahl der Teilnehmer. Hier empfiehlt Häder die Überprüfung der Verteilung der beabsichtigten Verhältnisse, z. B. zwischen Wirtschaft und Universität. Analysen konnten keine Beeinflussung der Studienergebnisse bei Delphi-Befragungen durch einen systematischen Ausfall von Experten zeigen. Da laut Literatur meist keine 100 %-Beteiligung erreicht wird, sollten Nachfassaktionen eingeplant werden. Die Motivation der Experten zur Teilnahme, ob in finanzieller oder ideeller Weise, ist zu beachten [102].

Die Anonymität der Experten untereinander ist ein weiteres Charakteristikum der Delphi-Methode. Dadurch wird verhindert, dass es zur Dominanz einzelner und somit zur Meinungsführerschaft kommt, wie sie z. B. bei Gruppendiskussionen auftreten kann [130]. Durch die Anonymität der Befragung ist es für die Experten einfacher, eine Entscheidung zu revidieren ohne einen Prestigeverlust zu erleiden. Vermutlich wird dadurch auch die Bereitschaft zur Teilnahme erhöht. Da bei Delphi-Befragungen die Datenschutzbestimmungen des Bundesdatenschutzgesetzes zum Schutz der Persönlichkeit der Teilnehmer zu beachten sind, ist von den Befragten eine schriftliche Einverständniserklärung einzuholen. Die Experten sind laut Häder vor der Befragung über die Ziele und Modalitäten der Delphi-Befragung sowie über die Art und Weise der Nutzung der von ihnen genannten Antworten aufzuklären.

Die Zahl der Befragungsrunden steht im Zusammenhang mit dem durch die Studie verfolgten Ziel. Da es auch dafür bisher noch keinen Standard gibt, gilt nach Häder als Optimum allgemein die minimale Anzahl von Runden bei einem akzeptablen Maß an erzielter Genauigkeit. Oft entscheiden aber auch finanzielle Mittel die Anzahl der Befragungsrunden [102]. Die Nutzung mehrerer Befragungsrunden erlaubt den Experten Antworten und Meinungen zu revidieren [130].

Die Expertengruppe bewertet in den Befragungsrunden die zu untersuchenden Sachverhalte und drückt ihre Übereinstimmung bzw. Nicht-Übereinstimmung meist mit Hilfe einer numerischen oder kategoriellen Skala, z. B. der Likert-Skala [163], aus [17, 77, 89, 107, 130, 144]. Bei verschiedenen Delphi-Befragungen besteht bei inhaltlichen Fragen auch eine „Kann-Ich-Nicht-Sagen"-Antwortkategorie. Die für einige Fragen sich nicht kompetent fühlenden Teilnehmer erhalten dadurch die Möglichkeit, die Frage bzw. Antwort zu überspringen. Offene Fragen können auch bei quantitativen Befragungen gestellt werden. Ebenso besteht nach Aussage von Häder immer die Option, die Experten um Bemerkungen und Kommentare aufzufordern [102]. Diese sollten dann entsprechend ausgewertet und den Experten im Feedback mitgeteilt werden.

Das Feedback ist ein weiteres entscheidendes Merkmal der Delphi-Befragung, um die Verteilung der gesamten Expertenmeinungen aufzuzeigen [130]. Die Rückmeldungen sind in unterschiedlicher Form möglich, z. B. in Form von Verteilungsparametern, Tabellen o. ä. [102, 130]. Nach der ersten Befragungsrunde reicht meist eine einfache statistische Auswertung zur Information der teilnehmenden Experten über die Gruppenmeinung aus. Häder empfiehlt die Angabe der Streuungsmaße, um die Breite der Meinungen darzustellen und Ausreißer aufzudecken [102]. Zum Abschluss des Verfahrens empfehlen Jones und Hunter die Ergebnis-Formulierung aufgrund einer Zusammenfassung der gesamten Gruppenantworten. Sie weisen darauf hin, dass ein erzielter Konsens aber nicht gleichbedeutend mit „richtiger" Antwort ist und empfehlen eine Validierung der Ergebnisse [130].

Mögliche Varianten und Modifikationen des klassischen Delphi-Verfahrens betreffen nach Häder die Anzahl, Struktur und Art und Weise der Auswahl der Experten, die erforderliche Anzahl der Befragungsrunden, sowie die Gestaltung des Feedbacks [102]. Es gibt auch die Möglichkeit, dass Diskussionen und Abstimmungen unter den Experten erlaubt sind. Die Auswertung der Fragebögen bleibt in der Regel aber anonym. Bei der Durchführung von Diskussionsrunden, wie sie bei einigen Studien erfolgt ist [17, 77], besteht die Gefahr der Bildung einer Gruppenmeinung.
Delphi-Befragungen können auf unterschiedliche Art und Weise mit Hilfe von verschiedenen Medien durchgeführt werden. Der Einsatz von Papier- und Bleistift-Fragebögen bietet sich genauso an, wie die Versendung der Fragebögen per E-Mail

oder die Nutzung web-basierter Module. Dadurch kann auf einfache und kostengünstige Weise eine große Gruppe an Experten aus verschiedensten Orten an der Befragung teilnehmen. Trotz dieser Möglichkeiten benötigt die Durchführung einer Delphi-Befragung einen hohen Zeitaufwand und ist dadurch auch mit einem entsprechend großem Ressourcenverbrauch verbunden [102, 130].

Laut Aussage von Häder [102] gewinnen vier Typen von Delphi-Befragungen an Profil. Es handelt sich dabei um Delphi-Befragungen a) zur Ideenaggregation, b) zur Vorhersage bestimmter diffuser Sachverhalte, c) zur Ermittlung und Qualifikation von Expertenmeinungen über einen speziellen Gegenstand und d) zur Konsensfindung.

Die Anwendungsgebiete von Delphi-Verfahren sind mittlerweile breit gestreut. Sie werden in den verschiedensten Gebieten zur Bearbeitung diverser Fragestellungen genutzt, so z. B. bei Themen der Technik, der Gesellschaft, der Wissenschaft, außerdem auch im Bildungs- und Gesundheitswesen [102, 130]. Das Ziel von medizinischen Konsensuntersuchungen ist die Verbreitung und Implementierung der Ergebnisse, z. B. die Veröffentlichung der Konsens-Aussagen und die Einführung in medizinischen Leitlinien, der klinischen Praxis und der Forschung [130].

2. Ziel der Arbeit

Im Rahmen des vom Bundesministerium für Bildung und Forschung geförderten Verbundprojektes PRISCUS[5] („Entwicklung eines Modells gesundheitlicher Versorgung von älteren Menschen mit mehrfachen Erkrankungen") (http://www.priscus.net/) sollten im Teilprojekt 3, vertreten durch den Lehrstuhl für Klinische Pharmakologie der Privaten Universität Witten/Herdecke gGmbH, die Aspekte Multimorbidität und Polypharmakotherapie im Hinblick auf Interaktionen, inadäquater Medikation und Nebenwirkungen bei älteren Menschen analysiert werden. Ein Hauptziel des Teilprojektes 3 und gleichzeitig das Ziel dieser Arbeit war die Entwicklung einer deutschen Liste potenziell inadäquater Medikation (PIM) für ältere multimorbide Patienten in Anlehnung an die in den USA erstellte und international weit verbreitete, sogenannte „Beers Liste" [17, 37, 77, 208].

Die zu entwickelnde Liste sollte Arzneimittel enthalten, deren Anwendung allgemein bei älteren Patienten nicht geeignet ist, die bei bestimmten Erkrankungen nicht zu verwenden sind oder deren Dosierungen z. B. angepasst werden müssen, um unerwünschte Wirkungen zu vermeiden [77]. Die Liste sollte den deutschen Arzneimittelmarkt, die hiesigen Verordnungsgewohnheiten sowie neuere Arzneimittel berücksichtigen. Sofern vorhanden, sollten zu den als ungeeignet betrachteten Arzneistoffen therapeutische Alternativen, auch nicht-pharmakologischer Art, aufgeführt werden.

Ein „Schwarz-Weiß-Schema" mit der reinen Auflistung ungeeigneter Arzneimittel wird der Therapieoptimierung älterer Patienten nicht ausreichend gerecht. Daher sollten stoffbezogen Komorbiditäten aufgeführt werden, bei denen das betreffende Arzneimittel möglichst auf gar keinen Fall angewendet werden sollte.

Für den Fall, dass die Verordnung eines potenziell ungeeigneten Medikamentes nicht vermeidbar ist, z. B. aufgrund mangelnder oder aus anderen Gründen kontraindizierter Alternativen, sollte die finale Liste Empfehlungen im Hinblick auf Monitoring-Parameter und Dosisanpassungen enthalten.

---

[5] lateinisch: priscus, zu deutsch: altehrwürdig

3. Material und Methoden

Die Arbeit gliedert sich in vier Abschnitte:

1. Qualitative Analyse in Deutsch oder Englisch verfügbarer internationaler Listen potenziell inadäquater Medikation für ältere Menschen.
2. Literaturrecherche bezüglich bereits bekannter altersspezifischer Medikationsempfehlungen bzw. arzneimittelbezogener Probleme für häufig genutzte Arzneimittel im Alter. Untersuchung der Evidenz für ein erhöhtes Risiko von unerwünschte Arzneimittelwirkungen und Interaktionen bei der Anwendung bestimmter Arzneistoffe und Arzneistoffgruppen im höheren Lebensalter.
3. Erstellung einer vorläufigen, an den deutschen Arzneimittelmarkt angepassten Liste potenziell inadäquater Arzneistoffe für ältere Menschen.
4. Strukturierte Expertenbefragung zur Erstellung einer endgültigen Medikationsempfehlung für ältere Patienten in Deutschland (PRISCUS-Liste).

3.1 Qualitative Analyse einer Auswahl internationaler Listen potenziell inadäquater Medikation für ältere Menschen

Im ersten Abschnitt dieser Arbeit wurden vier internationale Veröffentlichungen zu dem Thema „Potenziell inadäquate Medikation für ältere Patienten" in einer Literaturrecherche (Medline, Sprachen Deutsch und Englisch, Handsuche in der dort referenzierten Literatur, Zeitraum 1975 bis November 2007) identifiziert und anschließend auf methodische und inhaltliche Gemeinsamkeiten und Unterschiede untersucht. Es handelte sich dabei um Arbeiten aus den USA [17, 77], aus Kanada [165] und aus Frankreich [144]. Inhaltliche Auswahlkriterien waren: Beschreibung der potenziell inadäquaten Medikation für die gesamte Gruppe der älteren Patienten, Entwicklung neuer PIM-Kriterien bzw. neuer PIM-Listen, Zitierung in anderen Veröffentlichungen und Anwendung in verschiedenen Studien.
Aufgrund der Einschränkung der PIM-Kriterien auf Alten- und Pflegeheimbewohner wurde die Arbeit von Beers et al. aus dem Jahr 1991 [16] nicht für die qualitative

Analyse ausgewählt. Die von Zhan et al. [261] im Rahmen einer Untersuchung des Gebrauchs ungeeigneter Medikamente bei älteren US-Amerikanern erstellte Auflistung potenziell inadäquater Arzneistoffe wurde ebenfalls nicht für die Analyse genutzt. Es handelt sich dabei um eine Auswahl von 33 Arzneimitteln der „Beers-Kriterien" aus dem Jahr 1997 [17], die mittels Expertenbefragung in drei Untergruppen („immer zu vermeiden", „selten zu vermeiden" und „bei bestimmten Indikationen anwendbar") eingeteilt wurden [261].

Die Autoren der vier im Weiteren analysierten Veröffentlichungen orientierten sich bei der Erstellung der Listen bzw. Kriterien ungeeigneter Medikamente an der sogenannten Delphi-Methode (vgl. 1.5) [102, 130]. Die Methoden-Analyse der vier Veröffentlichungen in der hier vorliegenden Arbeit bezog sich auf die Vorbereitungen und Durchführungen der jeweiligen Delphi-Befragungen. Die Schwerpunkte der Untersuchung lagen auf der Auswahl der Experten, der Anzahl der Befragungsrunden und der Anonymität der Befragung. Die einzelnen Veröffentlichungen waren außerdem auf die jeweiligen Bewertungsverfahren der Arzneistoffe, die Auswertungsmethoden und die Erstellung der finalen Listen potenziell inadäquater Medikamente zu prüfen. Die inhaltlichen Aspekte der Analyse betrafen die Auswahlkriterien der Arzneimittel, die durchgeführten Literaturrecherchen sowie die Inhalte der vorläufigen und endgültigen Listen potenziell ungeeigneter Medikamente. Dabei war insbesondere die Auswahl und Anzahl der Medikamente, alternative Therapievorschläge, Schweregradbeurteilungen und die Bewertung möglicher Komorbiditäten und Komedikationen zu untersuchen. Abschließend wurde die Übertragbarkeit der einzelnen Auflistungen potenziell inadäquater Medikamente auf den deutschen Arzneimittelmarkt bezüglich Verfügbarkeit und Verordnungshäufigkeit (nach Arzneiverordnungsreport 2007 und 2008 [217, 218]) geprüft.

3.2 Literaturrecherche

Für die Literaturrecherche standen verschiedene Quellen zur Verfügung: die Literatur-Datenbank Medline, die Cochrane Library, das elektronische Arzneimittelinformationsprogramm Micromedex^{TM} [166], die Fachinformationen der pharmazeutischen Hersteller [62] sowie diverse Fachbücher zum Thema „Pharmakotherapie im Alter" [32, 61, 191]. Die Therapieleitlinien verschiedener medizinischer Fachgesellschaften und der Arzneimittelkommission der deutschen Ärzteschaft (AkdÄ) wurden für die Arbeit verwendet. Daten des Netzwerkes der regionalen Pharmakovigilanzzentren (NRPZ) [214] konnten ebenfalls für Recherchezwecke genutzt werden.

Neben der Recherche zu bereits bekannten altersspezifischen Medikationsempfehlungen und arzneimittelbezogener Probleme für häufig genutzte Medikamente im Alter wurde insbesondere die Evidenz für ein erhöhtes UAW- und Interaktionsrisiko bei der Anwendung bestimmter Arzneistoffe und Arzneistoffklassen im höheren Lebensalter bei der Literaturprüfung beachtet.

In der Literatur werden für „ältere Menschen" oftmals unterschiedliche Altersgrenzen definiert. In dieser Arbeit wurde 65 Jahre als untere Altersgrenze festgelegt [89, 127]. Ebenso sollte die zu entwickelnde Liste bewusst für zu Hause lebende und institutionalisierte Menschen anwendbar sein.

Als Suchkriterien der Medline-Recherche kamen die folgenden Themen und Begriffe zur Anwendung: potentially inappropriate medication, inappropriate medication, inappropriate drugs, drug interaction, drug-drug interaction, drug-disease interaction, adverse drug reactions, adverse drug effects, adverse effects, adverse drug events, adverse events, comorbidity, multimorbidity, elderly, older adults, older patients, medication problems, Beers criteria, Beers list. Die Literaturrecherche wurde auf bestimmte Arzneistoffe und Arzneistoffklassen ausgeweitet, die während der Suche als möglicherweise ungeeignet für ältere Patienten identifiziert werden konnten. Bei der Medline-Recherche dienten neben der direkten Eingabe der oben genannten Begriffe die folgenden „MeSH-Terms" der weiteren Literatursuche: adverse effects, administration and dosage, contraindications, drug therapy, pharmacokinetics, pharmacology, therapeutic use, toxicity mit jeweiliger „and or"-Verknüpfung. Bei sehr umfangreicher Literaturauswahl folgte der Einsatz sogenannter "Limits": Humans (Human or Animal), English and German (Languages), Clinical Trial, Meta-Analysis, Practice Guideline, Randomized Controlled Trial, Review (Type of Article), 65+ years and 80+ years (Ages). Abstracts wurden genutzt, sofern keine Volltexte direkt über die HELIOS-Zentralbibliothek oder die Universitätsbibliothek der Privaten Universität Witten/Herdecke gGmbH zur Verfügung standen. Artikel, die vom Abstract her relevant erschienen, wurden zusätzlich als Volltexte angefordert. Die Literaturverzeichnisse der Volltexte wurden auf weitere relevante Studien untersucht, welche mittels der oben beschriebenen Suchstrategie nicht zu finden waren.

Es schloss sich eine Prüfung auf Eignung und Verwendbarkeit aller identifizierten Texte an. Die Auswahl der Texte erfolgte nach Inhalt und Aussagekraft hinsichtlich mangelnder Wirksamkeit der Medikamente, eines hohen Risikos an unerwünschten Arzneimittelwirkungen oder auch der Empfehlung sicherer Therapiealternativen bezogen auf ältere Patienten. Die Auswahlkriterien umfassten neben Therapiehinweisen für ältere Patienten (65 Jahre und älter), auch das Auffinden von Zusammenhängen in Bezug auf das Alter der Patienten, der Gewinnung neuer Informationen für die Arzneimitteltherapie und die Identifikation und Untersuchung von Arzneimittelnebenwirkungen und -interaktionen. Neben den inhaltlichen Gesichtspunkten dienten die Kriterien der evidenzbasierten Medizin der weiteren Textauswahl, d. h. Metaanalysen und randomisierte kontrollierte Studien wurden Texten niedrigerer Evidenz vorgezogen [101, 209]. Je nach Eignung resultierte daraus die weitere Verwendung der Texte zur Erstellung der vorläufigen Liste potenziell inadäquater Arzneistoffe.

3.3 Erstellung einer vorläufigen Liste potenziell inadäquater Arzneistoffe für ältere Menschen

Die unter 3.1 und 3.2 gewonnenen Informationen wurden für die Erstellung einer vorläufigen, an den deutschen Arzneimittelmarkt angepassten, Liste potenziell inadäquater Arzneistoffe für ältere Patienten genutzt.

3.3.1 Auswahl-Kriterien für potenziell inadäquate Arzneistoffe

Als Grundlage zur Auswahl der potenziell für ältere Patienten ungeeigneten Arzneistoffe dienten die vier unter 3.1 untersuchten Arbeiten [17, 77, 144, 165]. Im Rahmen der Literaturrecherche (vgl. 3.2) kamen weitere Arzneistoffe zu dieser Auswahl hinzu. Der Schwerpunkt lag dabei auf verschreibungspflichtigen Arzneistoffen, die unabhängig von Komorbiditäten möglicherweise ungeeignet für ältere Patienten sind.

Es wurden nur Arzneistoffe ausgewählt, die zum Zeitpunkt der Erstellung der vorläufigen Liste auf dem deutschen Arzneimittelmarkt erhältlich waren. Die Überprüfung erfolgte mittels des Arzneiverordnungsreports 2007 und 2008 [217, 218], der Roten Liste® [205] und eines Demo-Zuganges der sogenannten WINAPO® Lauer-Taxe online [258], einer Apotheken-Software, die u. a. die ABDA-Datenbank beinhaltet.

3.3.2 Erstellung von Arzneistoff-Datenblättern

Für alle in der vorläufigen Liste aufgeführten Arzneistoffe wurde ein Datenblatt mittels der Fachinformationen der pharmazeutischen Hersteller erstellt. Diese Datenblätter beinhalten Informationen zu den in Abbildung 16 dargestellten Aspekten bezogen auf ältere Patienten.

3.3.3 Erstellung der vorläufigen Liste potenziell inadäquater Arzneistoffe

Die vorläufige Liste potenziell inadäquater Arzneistoffe wurde in Microsoft Office EXCEL 2003 erstellt. Pro Tabellenblatt wurde eine Wirkstoffgruppe behandelt. Die Einteilung der potenziell ungeeigneten Arzneistoffe in Wirkstoffgruppen erfolgte dabei in Anlehnung an die internationale Literatur. Ein zusätzliches Tabellenblatt bot Platz für neue Arzneimittel-Vorschläge der Experten.
Der Aufbau aller Tabellenblätter entsprach einem Schema. In der ersten Spalte der Tabelle fanden sich die unter 3.3.1 ausgewählten Arzneistoffe wieder. Nach Nennung der pharmakotherapeutischen Gruppe und möglicher Untergruppen schloss sich die Auflistung dieser Arzneistoffe mit den jeweiligen GKV-Verordnungshäufigkeiten [218] an. In der Horizontalen gliederte sich die Tabelle in den Informationsabschnitt (Tab. 1) und in den Bewertungsabschnitt (Tab. 2).

a) Informationsabschnitt
Der Informationsabschnitt (Tab. 1) beinhaltete die Ergebnisse der Literaturrecherche (vgl. 3.2) und diente der Unterstützung der Experten bei der späteren Beurteilung der Arzneistoffe.

Die erste Spalte des Informationsabschnittes umfasste Angaben der jeweiligen Fachinformationen der pharmazeutischen Hersteller in Bezug auf ältere Anwender. Ausführlichere Hinweise der Fachinformationen befanden sich in den zuvor erstellten Datenblättern (vgl. 3.3.2).

In der zweiten Spalte befanden sich Angaben zur Klassifizierung der Arzneistoffe in den vier analysierten Arbeiten [17, 77, 144, 165] (vgl. 3.1).

Die dritte Spalte des Informationsabschnittes enthielt eine Auswahl an Literatur (vgl. 3.2), die sich mit den genannten Arzneistoffgruppen bzw. Arzneistoffen befasst sowie eine kurze Zusammenfassung der Inhalte. Dazu wurde die während der Literaturrecherche getroffene Vorauswahl der Texte noch einmal bewertet, auf entsprechende Eignung geprüft, gegebenenfalls ins Deutsche übersetzt und abschließend zusammengefasst. Die Reihenfolge der Literatur entsprach den Kriterien der evidenzbasierten Medizin [101, 209]. Auf Metaanalysen und randomisierte kontrollierte Studien folgten Kohorten- und Fall-Kontroll-Studien sowie Reviews. Um die Übersichtlichkeit zu verbessern, wurde die Literatur bei einigen Arzneistoffgruppen zusätzlich nach inhaltlichen Themen geordnet. Die Kennzeichnung „A" bzw. „F" zeigte an, ob die zitierte Literaturstelle als Kurzbeschreibung (A – Abstract) oder als Volltext (F – Fulltext) zur Verfügung stand.

Altersbezogene Hinweise aus Micromedex^{TM} [166] wurden in der vierten Spalte zitiert. Sie enthielt außerdem Literatur zu weiteren pharmakologischen Aspekten der Therapie älterer Patienten mit den entsprechenden Arzneistoffen.

Die fünfte Spalte des Informationsabschnittes beinhaltete medikamentöse Therapiealternativen aus der Literatur [17, 77, 144, 165].

b) Bewertungsabschnitt

Der Bewertungsabschnitt schloss sich direkt an den Informationsteil an. In diesem Abschnitt der Tabelle konnten die Experten ihr Wissen einbringen und die Arzneistoffe beurteilen (Informationen und Erläuterungen vgl. 3.4.5).

Tabelle 1: Informationsabschnitt der vorläufigen PIM-Liste (Beispiel)

Arzneistoff-gruppe/ Arzneistoff	Informationen				
	Fachinformation (siehe auch Datenblatt)	Andere "PIM-Listen" (1 – [17], 2 – [77], 3 – [165], 4 – [144])	Literatur (* - als Abstract oder Volltext in der Literatur-Sammlung vorhanden)	MICROMEDEX Infos [166]/ Pharmakologische Aspekte	Alternativen
Analgetika/ Antiphlogistika					
NSAID		Auf der Liste 3. Long-term prescription of NSAIDs to treat osteoarthritis → Risk to patient: May cause recurrence of peptic ulcer, salt and water retention and exacerbation of hypertension, may worsen renal and heart failure, may cause increased bleeding while already receiving warfarin (3).	Metaanalyse: Gabriel et al. 1991*: A 16 Studien (9 Fall-Kontroll-Studien, 7 Kohortenstudien). Gesamt-OR für GIT-UAW bei NSAID-Gebrauch beträgt 2.74 (95% CI 2.54-2.97), OR für ältere NSAID-Nutzer (60 Jahre und älter) 5.52, 95% CI 4.63-6.60), OR für Patienten unter 65 Jahren 1.65 (95% CI 1.08 - 2-53), weitere Risikofaktoren sind gleichzeitiger Corticosteroidgebrauch (OR 1.83, 95% CI 1.20-2.78) und die ersten 3 Monate einer NSAID-Therapie etc. (…) [85].	Morgan et al. 2003*: A Bei gleichzeitiger Therapie mit NSAID sollten zur Senkung und Kontrolle des Blutdrucks besser Dihydropyridine eingesetzt werden, bei anderen Antihypertensiva ist eine ständige Blutdruckkontrolle erforderlich. Vorsicht bei gleichzeitiger Anwendung von NSAIDs und ACE-Hemmern, AT1-Antagonisten bes. bei Älteren [170].	Nondrug therapy or Paracetamol or NSAID with gastroprotective agent or close monitoring of heart failure, blood pressure (3).
Indometacin 15,3 Mio DDD [218]	Indometacin nur unter strenger Abwägung des Nutzen-Risiko-Verhältnisses bei Älteren anwenden; höheres Risiko für GIT-Blutungen, Ulzerationen oder Perforationen, auch mit letalem Ausgang (…) [69]	Auf den Listen 1, 2, 3 und 4. Of all available nonsteroidal, anti-inflammatory drugs, indomethacin produces the most central nervous system side effects and should, therefore, be avoided in the elderly (1,2,3,4). (…)	Metaanalyse: Pope et al.1993*: siehe "NSAID", Zeile 20 [193] Henry et al. 1996*: siehe "NSAID", Zeile 5 [114] Hernandez-Diaz et al. 2000*: siehe "NSAID", Zeile 6 [115] Ofman et al. 2003*: siehe "NSAID", Zeile 7 [179] (…)	Übersicht: Johnson 1998*: A Bei gleichzeitigem Gebrauch von Antihypertensiva und NSAID sollte auf Indometacin und Piroxicam verzichtet werden. (…) [129]	All other NSAIDs exept Phenylbutazone (4).

3.4 Expertenbefragung zur Erstellung einer endgültigen Medikationsempfehlung für ältere Patienten in Deutschland (PRISCUS-Liste)

Nach Fertigstellung der vorläufigen Liste potenziell inadäquater Arzneistoffe erfolgte die Bewertung der dort aufgeführten Wirkstoffe im Hinblick auf ein erhöhtes UAW-Risiko bei älteren Patienten durch deutschsprachige Experten verschiedener Fachrichtungen im Rahmen einer zwei Runden umfassenden Delphi-Befragung. Der zeitliche Ablauf der Expertenbefragung ist in Tabelle 22 abgebildet.

3.4.1 Auswahl der Experten

Für die Aussagekraft der PRISCUS-Liste war es von herausragender Bedeutung, dass sich das Expertengremium aus Vertretern verschiedener Fachrichtungen und Institutionen (Wissenschaft und Forschung, Praxis und Klinik) zusammensetzte und diese aus verschiedenen geografischen Teilen der Bundesrepublik kommen [102, 130]. Die Identifizierung der Experten[6] erfolgte auf verschiedenen Wegen. Einerseits unterstützte die Arzneimittelkommission der deutschen Ärzteschaft (Herr Dr. F. Aly) die Expertenrekrutierung und vermittelte zahlreiche Kontakte. Andererseits führte die Recherche auf den Internetseiten der Fachgesellschaften für Allgemeinmedizin, Geriatrie, Innere Medizin, Diabetes, Kardiologie, Gastroenterologie und Gerontopsychiatrie zu weiteren Ansprechpartnern, die kontaktiert wurden. Neben den genannten wurden auch Mitglieder der Gesellschaft für Arzneimittelanwendungsforschung und Arzneimittelepidemiologie e.V. sowie Mitglieder der vom Bundesministerium für Bildung und Forschung geförderten Verbundgruppen „Gesundheit im Alter" angeschrieben. Einige persönlich angesprochene Apotheker sowie Chefärzte der HELIOS-Klinikengruppe ergänzten die Expertengruppe. Es war den Experten freigestellt entsprechend qualifizierte Mitarbeiter in die Bewertung der Arzneistoffe

---

[6] Aus Gründen der besseren Lesbarkeit wird in der hier vorliegenden Arbeit die männliche Schreibform verwendet, gleichwohl sind beide Geschlechter gemeint.

mit einzubeziehen. Es sollte aber nur eine gemeinsame Beurteilung abgegeben werden.

3.4.2 Erste Kontaktaufnahme mit Experten

Die erste Kontaktaufnahme mit den ausgewählten Experten und eine kurze Projektvorstellung erfolgten schriftlich, per Telefongespräch und/oder persönlich durch die Projektleiterin (Prof. Dr. P. A. Thürmann). Das Ziel der Befragung und das Verfahren wurden erläutert und die Experten zur Teilnahme am Projekt eingeladen.

3.4.3 Schriftliche Informationen zum Verfahren

Nach einer ersten Zusage erhielten die Experten elektronisch eine standardisierte, ausführliche Information zu diesem Projekt. Eine Einverständniserklärung zur Teilnahme sowie eine Zustimmung zur namentlichen Nennung bei späteren Ergebnis-Veröffentlichungen waren zu unterschreiben und per Fax zurückzusenden. Die Durchführung der Delphi-Befragung selbst erfolgte anonym.

Ein Poster mit ersten Ergebnissen der Kapitel 3.1 und 3.2 („Erstellung einer deutschen Liste potenziell inadäquater Medikation für ältere multimorbide Patienten" – 7. Deutscher Kongress für Versorgungsforschung des Deutschen Netzwerks für Versorgungsforschung e.V. 2008 in Köln) war der E-Mail als Anhang beigefügt. (vgl. Daten-CD – 3.4.3 Informationsmaterial für Experten)

3.4.4 Versendung der vorläufigen Liste potenziell inadäquater Arzneistoffe

Nach Unterzeichnung der Einverständniserklärung erhielten die Experten zusammen mit einem Hinweisschreiben zur Bearbeitung die vorläufige Liste potenziell ungeeigneter Arzneistoffe per E-Mail.

Die Zugangsdaten für den passwortgeschützten Literatur-Bereich der PRISCUS-Internetseite, der speziell für diese Delphi-Befragung erstellt wurde und nur den teilnehmenden Experten zugänglich war (http://www.priscus.net), folgten in einer weiteren E-Mail. Auf dieser Internetseite konnten die Experten neben der vorläufigen

PIM-Tabelle auf die zitierte Literatur sowie auf die Datenblätter zu den einzelnen Arzneistoffen zugreifen.
(vgl. Daten-CD – 3.4.4 Unterlagen zur ersten Delphi-Runde)

3.4.5 Bearbeitung der vorläufigen Liste potenziell inadäquater Arzneistoffe

Die Bearbeitung und Rücksendung der vorläufigen Liste potenziell inadäquater Arzneistoffe durch die Experten sollte innerhalb von vier Wochen erfolgen.
Die Beurteilung der Arzneistoffe fand im Bewertungsabschnitt der vorläufigen Liste statt (Tab. 2).

Der Bewertungsabschnitt folgte dem Informationsabschnitt (vgl. 3.3.3):

Spalte 1   „Likert-Skala" [163]
Die erste Spalte des Bewertungsabschnittes bot Platz zur Beurteilung des Arzneistoffs mittels der Likert-Skala [163]. Bei der Likert-Skala handelt es sich um ein Skalierungssystem zur Antwortgebung, welches häufig in Fragebögen verwendet wird. Ursprünglich ist es eine Methode der empirischen Sozialforschung. Eine Aussage und die auf der Antwortskala gewählte Zahl stellen somit einen Indikator für die Einstellung des Experten dar [163]. Der Expertengruppe wurde eine 5-Punkte Skala zur Bewertung des potenziellen Risikos des Arzneistoffs für die Gesamtpopulation älterer Patienten vorgegeben (Abb. 5). Sie drückten mit Hilfe der Skala ihre Übereinstimmung oder ihre Nichtübereinstimmung mit den aufgeführten Aussagen („Der Arzneistoff XY ist ein potenziell inadäquater Arzneistoff für ältere Patienten und sollte bei dieser Patientengruppe vermieden werden") aus.
Das mit der vorläufigen Liste potenziell inadäquater Arzneistoffe verschickte Informationsschreiben gab auch Hinweise und Beispiele zur Anwendung der Likert-Skala [163].
(vgl. Daten-CD – 3.4.4 Unterlagen zur ersten Delphi-Runde)

Beispiel:
„Indometacin ist ein potenziell inadäquater Arzneistoff für ältere Patienten und sollte bei dieser Patientengruppe vermieden werden."

Stimme ganz entschieden zu	Stimme zu	Neutral	Stimme nicht zu	Stimme ganz und gar nicht zu	Keine Angabe
1	2	3	4	5	0

1 Der Experte stimmt vollkommen mit der Vorgabe überein und ist der Ansicht, dass der Arzneistoff bei älteren Patienten vermieden werden sollte.
2 Der Experte stimmt der Aussage zu.
3 Der Experte ist der Meinung, dass der Arzneistoff möglicherweise vermieden werden sollte, aber auch bei älteren Patienten genutzt werden kann.
4 Der Experte stimmt der Aussage nicht zu.
5 Der Experte stimmt überhaupt nicht mit der Aussage überein und ist der Ansicht, dass der Arzneistoff ein gleiches Nutzen-Risiko-Profil bei Älteren wie bei Jüngeren aufweist.
0 Der Experte kann oder will den Arzneistoff nicht beurteilen.

Abbildung 5: Aufbau der 5-Punkte Likert-Skala

Dieses Bewertungsschema (Abb. 5) war von der Expertengruppe auf jeden Arzneistoff anzuwenden.

Spalte 2   „Monitoring"
In der zweiten Spalte des Bewertungsabschnittes (Tab. 2) konnten die Experten Angaben zu Monitoring-Parametern (z. B. Laborwertkontrollen) machen, die ein mögliches Risiko für älterer Patienten frühzeitig erkennen lassen und eventuell Folgeschäden reduzieren können.

Spalte 3   „Dosisanpassung"
In der dritten Spalte (Tab. 2) sollten Angaben zu möglichen Dosisanpassungen bei älteren Patienten gemacht werden. Hier war die maximale Einzeldosis bzw. die maximale Tagesdosis des Arzneistoffs anzugeben.

Spalte 4   „Zu vermeidende Komedikation (Drug-Drug Interaction)"
In der vierten Spalte (Tab. 2) konnten die Experten zu vermeidende Komedikationen bei älteren Patienten aufführen.

Spalte 5   „*Zu vermeidende Komorbidität (Drug-Disease Interaction)*"
In der fünften Spalte des Bewertungsabschnittes (Tab. 2) bestand die Möglichkeit Komorbiditäten bei älteren Patienten zu benennen, bei deren Vorliegen ein erhöhtes Risiko für unerwünschte Arzneimittelwirkungen bei Anwendung des jeweiligen Arzneistoffs besteht. Bei diesen Komorbiditäten sollte die Anwendung des genannten Arzneistoffs vermieden werden.

Spalte 6   „*Medikamentöse Alternativen*"
Die sechste Spalte (Tab. 2) war für medikamentöse Therapiealternativen vorgesehen.

Spalte 7   „*Anmerkungen*"
Die Spalte 7 (Tab. 2) konnte für ergänzende Anmerkungen genutzt werden.

Weitere potenziell inadäquate Medikamente
Auf einem zusätzlichen Tabellenblatt bestand die Möglichkeit weitere potenziell ungeeignete Arzneistoffe oder Arzneistoffklassen zu benennen. Diese wurden anschließend, nach Überprüfung und Bearbeitung mittels Literaturrecherche, in der zweiten Runde des Delphi-Verfahrens durch die Expertengruppe beurteilt.

Tabelle 2: Bewertungsabschnitt der vorläufigen PIM-Liste (Beispiel)

Arzneistoff-gruppe/ Arzneistoff	Bewertung						
	Likert-Skala	Monitoring	Dosisan-passung	Zu vermeidende Komedikation	Zu vermeidende Komorbidität	Medikamentöse Alternativen	Anmerkungen
Analgetika/ Antiphlogistika							
NSAID							
Indometacin	1	Nierenfunktion und Kalium plus: bei Hypertonie: Blutdruck-Einstellung; bei Herzinsuffizienz: Überwachung der Kreislauffunktion; bei Lithium-, Phenytoin- oder Digoxin-Behandlung: entsprechendes Therapeutisches Drug Monitoring	max. Hälfte der üblichen Tagesdosis jüngerer Patienten	Immunsuppressiva (z. B. Ciclosporin, Tacrolimus, MTX); orale Antikoagulantien; andere NSAID; Glucocorticoide (systemisch) u. a.	Magen-/Darmulcera; chronisch entzündliche Darmerkrankungen; akute Blutungen; hämorrhagische Diathesen; Niereninsuffizienz; systolische Herzinsuffizienz; arterielle Hypertonie	Paracetamol; schwach wirksame Opioide (Codein, Tramadol); wenn NSAID nicht vermeidbar, dann Ibuprofen	Kombination mit PPI/Magen-protektiva, falls Indometacin wirklich verabreicht werden soll

3.4.6 Rücksendung der bearbeiteten Liste

Im Fall einer fehlenden Rückmeldung, seitens der Experten, erinnerte eine E-Mail an die Rücksendung der bearbeiteten Liste. Die Experten wurden gebeten diese innerhalb einer Woche zurückzuschicken oder einen alternativen Abgabetermin zu vereinbaren. Bei Nichteinhaltung dieser Frist erhielten sie ein zweites Erinnerungsschreiben. Sollte auch danach keine Rückmeldung durch den Experten erfolgt sein, wurde der Experte von dieser Delphi-Runde ausgeschlossen.

3.4.7 Auswertung der ersten Runde der Expertenbefragung

Die Auswertung der Expertenantworten erfolgte, in Anlehnung an die vier untersuchten Arbeiten [17, 77, 144, 165] (vgl. 3.1), nach dem im Folgenden beschriebenen Schema.

Auswertung der mittels Likert-Skala erhobenen Daten:
Für jeden Arzneistoff wurde von den mittels Likert-Skala erhobenen Werten der arithmetische Mittelwert und das dazugehörige 95 %-Konfidenzintervall sowie der Median berechnet [163]. Mit „0" bewertete Aussagen (war als „weiss nicht" vorgegeben) wurden nicht in die Mittelwertbildung einbezogen. Die Einteilung der Arzneistoffe in drei Gruppen erfolgte nach den Ergebnissen der Konfidenzintervalle [77, 89, 107]:

− Arzneistoffe, deren **oberes Ende des 95 %-Konfidenzintervalls kleiner als 3** war, wurden als **potenziell inadäquat** eingestuft und auf der endgültigen PRISCUS-Liste potenziell inadäquater Arzneimittel aufgeführt.
− Arzneistoffe, deren **unteres Ende des 95 %-Konfidenzintervalls größer als 3** war, wurden mit einem **vergleichbaren Risiko für jüngere und ältere Patienten** bewertet.
− Arzneistoffe, deren **95 %-Konfidenzintervall den Wert 3 umschloss**, sollten in der **zweiten Befragungsrunde** erneut beurteilt werden.

Die Berechnungen erfolgten mit Hilfe des Statistik-Programms SPSS, Version 17 (SPSS Inc., Chicago, IL, USA).

Auswertung Spalte 2 bis 7:

Für potenziell inadäquat beurteilte Arzneistoffe wurden die Anmerkungen und Vorschläge der Experten in den Spalten 2 bis 7 des Bewertungsabschnittes (Tab. 2) nach entsprechender Bearbeitung (s. u.) für die endgültige PRISCUS-Liste potenziell ungeeigneter Arzneistoffe genutzt.

Die Anmerkungen und Vorschläge zu Arzneistoffen, für die in der ersten Befragungsrunde kein Konsens erzielt werden konnte, wurden für die Liste der zweiten Befragungsrunde zur Information der Expertengruppe verwendet.

- Die Experten-Hinweise zu „Monitoring" und „Dosisanpassung" bei den einzelnen Arzneistoffen wurden in Gruppen eingeteilt, wie z. B. „Kontrolle der Nierenfunktion (Serum-Kreatinin, Kreatinin-Clearance)" bzw. der Angabe der jeweiligen Dosisbereiche.
- Die Vorschläge der Experten zu den einzelnen Arzneistoffen bezogen auf „Zu vermeidende Komorbidität (Drug-Disease Interaction)" wurden Organ-bezogen nach Krankheiten eingeteilt.
- Die Therapiealternativen wurden in Arzneistoffklassen eingeteilt oder einzeln aufgelistet.
- Weitere „Anmerkungen" der Experten wurden bearbeitet und an den entsprechenden Stellen eingefügt.

Nach Prüfung der neuen Vorschläge möglicher ungeeigneter Medikamente mittels Literaturrecherche (vgl. 3.2), folgte die Auflistung dieser Arzneistoffe mit den wesentlichen Informationen in der Liste der zweiten Befragungsrunde.

3.4.8 Erstellung der Liste der zweiten Befragungsrunde

Die Erstellung der Liste der zweiten Befragungsrunde erfolgte anhand der Ergebnisse der ersten Runde. Die Liste enthielt die Arzneistoffe, für die in der ersten Befragungsrunde kein Konsens erzielt wurde (vgl. 3.4.7).

Ein Ergebnisabschnitt ersetzte den Informationsabschnitt der Liste der ersten Runde (Tab. 3). In der ersten Spalte befanden sich der arithmetische Mittelwert und das dazugehörige 95 %-Konfidenzintervall der mittels Likert-Skala [163] erhobenen Werte. Die folgenden Spalten enthielten Angaben der Experten zu Monitoring-Parametern, Dosierungen, mit einem erhöhten UAW-Risiko verbundene Komorbiditäten und medikamentöse und teils auch nicht-medikamentöse Therapiealternativen (vgl. 3.4.7). Diese Informationen dienten als Feedback für die Expertengruppe. Die Angaben zu Arzneimittelwechselwirkungen wurden nicht mit aufgenommen, da es aufgrund der großen Anzahl an Arzneimitteln nicht ausreichend übersichtlich darstellbar war und der Nutzen dadurch relativ gering ausfallen würde.

Tabelle 3: Ergebnisabschnitt der Liste der zweiten Befragungsrunde (Beispiel)

Arzneistoff-gruppe/ Arzneistoff (n = Anzahl der Antworten)	Ergebnisse der ersten Befragungsrunde				
	Likert-Skala (MW [95%-KI])	Monitoring	Dosis-anpassung	Zu vermeidende Komorbidität	Medikamentöse bzw. Therapeutische Alternativen
Analgetika/ Antiphlogistika					
NSAID					
Naproxen (19)	2,63 [2,00 - 3,26]	Kontrolle von Magen-Darm-Ulzera, GI-Blutungen (Anamnese, Labor [Blutbild - z.B. alle 3 Monate], evtl. Gastroskopie - z.B. 1x pro Jahr) [...]	Dosisan-passung (- niedrigste mögliche Dosis, -Halbierung der Dosis, - Anpassung an Nieren-funktion, - max. 1000 mg/d) [...]	GI-Trakt: Magen- oder Darmulzera (mit und ohne Blu-tungen) sowie (chronisch) entzündliche Darmerkran-kungen; Gastroprotektion mit PPI [...]	Paracetamol; Diclofenac (mit PPI), Ibuprofen (mit PPI, Ranitidin) (nur in Ausnahmefällen); Opioide / schwach wirksame Opioide (Tramadol, Codein); Nichtmedikamentöse Maßnahmen (Kühl-ung, Entlastung, physik. Therapie)

Der Bewertungsabschnitt der Liste der zweiten Befragungsrunde ist unter 3.4.10 dargestellt. Die neuen Vorschläge potenziell ungeeigneter Arzneimittel der Experten-gruppe befanden sich zur Bewertung in den entsprechenden Arzneistoffklassen. Aussagen der Fachinformationen und weitere Literaturangaben waren in den entsprechenden Spalten aufgeführt. Aufgrund von Experten-Angaben erfolgte nach der ersten Befragungsrunde die Trennung einiger Arzneistoffe nach Dosierung, Indikation oder Freisetzungsart.

3.4.9 Versendung der Liste der zweiten Befragungsrunde

Die Versendung der Liste der zweiten Befragungsrunde erfolgte per E-Mail. Die Experten erhielten dazu ein Feedback mit einer kurzen Auswertung und Erläuterung der Ergebnisse der ersten Befragungsrunde.
(vgl. Daten-CD – 3.4.9 Unterlagen zur zweiten Delphi-Runde)

3.4.10 Bearbeitung der Liste der zweiten Befragungsrunde

Die Bearbeitungszeit betrug erneut vier Wochen.
Der Bewertungsabschnitt bestand in der zweiten Befragungsrunde aus zwei Spalten (Tab. 4). In der ersten Spalte sollten die Arzneimittel nach dem bereits bekannten Schema mittels Likert-Skala [163] beurteilt werden (vgl. 3.4.5). Unter dem Punkt „Neue Anmerkungen und Hinweise" konnten sich die Experten zu den Ergebnissen der ersten Runde äußern oder weitere Hinweise und Anmerkungen angeben.

Tabelle 4: Bewertungsabschnitt der Liste der zweiten Befragungsrunde (Beispiel)

Arzneistoffgruppe/ Arzneistoff (n = Anzahl der Antworten)	Bewertung	
	Likert-Skala (1 - PIM bis 5 - kein PIM, 0 - keine Angabe)	**Neue Anmerkungen und Hinweise**
Analgetika/ Antiphlogistika		
NSAID		
Naproxen (19)	3	Kombination mit PPI; Koanalgetika, wie Antidepressiva, Antikonvulsiva bei entsprechender Symptomatik

3.4.11 Rücksendung der bearbeiteten Liste

Wie bereits unter 3.4.6 beschrieben, wurden die Experten auch in der zweiten Befragungsrunde nach vier Wochen per E-Mail an die Rücksendung der bearbeiteten Liste erinnert. Gegebenenfalls wurde eine Verlängerung der Abgabefrist vereinbart. Bei Nichteinhaltung der Abgabefrist erhielten sie zwei Erinnerungen per E-Mail. Sollte auch danach keine Rückmeldung durch den Experten erfolgt sein, wurde der Experte von dieser Delphi-Runde ausgeschlossen.

3.4.12 Auswertung der zweiten Runde der Expertenbefragung

Nach Rücksendung der bearbeiteten Liste wurde den Experten für ihre Teilnahme an der Befragung auf elektronischem Weg gedankt.

Die Auswertung der Experten-Antworten erfolgte nach dem bereits beschriebenen Schema (vgl. 3.4.7). Arzneimittel, deren Konfidenzintervall den Wert 3 umschloss, wurden als „nicht eindeutig beurteilt" charakterisiert und in einer zusätzlichen Tabelle aufgeführt. Anmerkungen und Vorschläge zu den in dieser zweiten Befragungsrunde als potenziell inadäquat bewerteten Arzneimitteln wurden denen der ersten Befragungsrunde hinzugefügt.

3.4.13 Erstellung der finalen Medikationsempfehlung für ältere Patienten (PRISCUS-Liste)

Die von der Expertengruppe als potenziell ungeeignet beurteilten Arzneimittel (vgl. 3.4.7 und 3.4.12) wurden mit den jeweiligen arithmetischen Mittelwerten, zugehörigen 95 %-Konfidenzintervallen und Medianen der mittels Likert-Skala [163] erhobenen Werte in der finalen PRISCUS-Liste aufgeführt. Sämtliche Angaben der Experten zu den einzelnen Arzneimitteln in den jeweiligen Kategorien, z. B. Monitoringparameter, wurden erfasst und möglichst in entsprechende Obergruppen, z. B. Dosierungen und Laborwertkontrollen, zusammengefasst. Falls unterschiedliche bis gegensätzliche Empfehlungen von den Experten gegeben wurden, erfolgte die Auswertung nach Mehrheiten. Die PRISCUS-Liste enthält außerdem eine kurze Zusammenfassung der wichtigsten Ergebnisse der Literaturrecherche und mögliche Therapiealternativen (Tab. 20 und 21, eTab. 8).

3.4.14 Ergebnismitteilung an Experten

Zum Abschluss der Delphi-Befragung erhielten die Experten eine kurze Darstellung der Ergebnisse und eine Danksagung für ihre Teilnahme. Im Passwort-geschützten Experten-Bereich der PRISCUS-Internetseite (http://www.priscus.net) bestand die Möglichkeit die PRISCUS-Liste vor der Veröffentlichung einzusehen.
(vgl. Daten-CD – 3.4.14 Ergebnismitteilung an Experten)

4. Ergebnisse

4.1 Qualitative Analyse einer Auswahl internationaler Listen potenziell inadäquater Medikation für ältere Menschen

Zum Thema „Potenziell inadäquate Medikation für ältere Patienten" wurden die Arbeiten von Mark H. Beers [17] und Donna M. Fick und Kollegen [77] aus den USA, sowie von Peter J. McLeod und Kollegen [165] aus Kanada und Marie-Laure Laroche und Kollegen aus Frankreich [144] qualitativ untersucht.

4.1.1 Methodische Gemeinsamkeiten und Unterschiede

Obwohl sich alle oben genannten Autoren bei der Erstellung der Listen potenziell inadäquater Medikation im Alter an der Delphi-Methode orientiert haben, bestehen einige Unterschiede im methodischen Vorgehen. Gemeinsamkeiten und Unterschiede im Aufbau des jeweiligen Delphi-Verfahrens sind in Tabelle 5 dargestellt. Die Unterschiede und Gemeinsamkeiten in Bezug auf das Befragungsverfahren sind in Tabelle 6 beschrieben.

Die Expertengruppen bei den von Beers [17], Fick et al. [77] und Laroche et al. [144] durchgeführten Delphi-Befragungen verwendeten eine fünfstufige Likert-Skala [163] zur Bewertung der Arzneimittel bzw. Verordnungspraxen. Für die Experten bei der von Fick et al. durchgeführten Delphi-Befragung bestand außerdem die Möglichkeit, durch den Eintrag einer „0" einzelne Arzneistoffe nicht zu bewerten [77]. Abweichend davon nutzte die Expertengruppe bei McLeod et al. eine 4-Punkte Skala zur Beurteilung der Aussagen, bei der die „1" für „nicht signifikant" und die „4" für „hoch signifikant" stand [165] (Tab. 6).

Tabelle 5: Vergleich des Aufbaus der jeweiligen Delphi-Verfahren

	Beers 1997 [17]	Fick 2003 [77]	McLeod 1997 [165]	Laroche 2007 [144]
1. Literaturanalyse	+	+	+	+
2. Erstellung des ersten Fragebogens/ von ersten Leitlinien	+	+	+	+
3. Bearbeitung des Fragebogens durch Experten	+	+	+	+
4. Erstellung des zweiten Fragebogens auf Grundlage des ersten Fragebogens	+	+	+	+
5. Ergebnisse der ersten Befragungsrunde als Feedback an Experten	+	+	+	+
6. Bearbeitung des Fragebogens durch Experten	+	+	+	+
7. Treffen der Experten, Diskussionsrunde	+	+	-	-
8. Auswertung der Ergebnisse des zweiten Fragebogens	+	+	+	+
9. Erstellung einer finale Liste	+	-	+	+
10. Erstellung einer neuen Liste, Bewertung der Schweregrade durch die Experten mittels Likert-Skala, Erstellung einer finalen Liste	-	+	-	-

Legende:
+ vorhanden bzw. hat stattgefunden
- nicht vorhanden bzw. hat nicht stattgefunden

Tabelle 6: Unterschiede und Gemeinsamkeiten im jeweiligen Befragungsverfahren

	Beers 1997 [17]	Fick 2003 [77]	McLeod 1997 [165]	Laroche 2007 [144]
Nutzung einer 5-Punkte Likert-Skala zur Bewertung der PIM bzw. der Verschreibungspraxen	+	+	- (4-Punkte Skala)	+
Möglichkeit der Nichtbewertung einzelner Arzneistoffe	-	+	-	-
Möglichkeit neuer PIM-Vorschläge	+	+	+	+
Anzahl der Befragungsrunden	2	3	2	2
Anonymität der Experten bei Durchführung der Delphi-Befragung	-	-	+	+

Legende:
+ vorhanden
- nicht vorhanden bzw. hat nicht stattgefunden

Die Auswertung der Expertenantworten und die anschließende Einteilung der Arzneistoffe in potenziell ungeeignete bzw. geeignete Medikamente erfolgten in den jeweiligen Arbeitskreisen nach unterschiedlichen Vorgaben. Mark H. Beers ermittelte zu den durchschnittlichen Aussagen das jeweilige 90 %-Konfidenzintervall [17]. Die Aussagen mit einem durchschnittlichen Wert von 3,0 [144] bzw. deren 95 %-Konfidenzintervall den Wert 3,0 einschlossen [77] wurden bei der Delphi-Befragung von Laroche et al. und Fick et al. erneut in der zweiten Befragungsrunde zur Diskussion gestellt. Bei McLeod et al. wurden entsprechend der Bewertungsskala Aussagen für die Liste ausgewählt, bei denen die klinische Relevanzrate größer oder gleich 3,0 war [165].

Von allen vier Autorengruppen wird die Auswertung der Befragungen nur sehr kurz beschrieben. So fehlen einige wichtige Informationen in den Arbeiten, wie z. B. der Umgang mit den Arzneistoffen nach Abschluss der Befragung, für die auch nach der zweiten Runde kein eindeutiges Ergebnis erzielt wurde. Einzig in der Arbeit von Fick et al. wurde beschrieben, dass diese als geeignet für ältere Patienten betrachtet wurden [77].

Eine Beurteilung der Schweregrade der durch die potenziell inadäquaten Medikamente möglicherweise ausgelösten Probleme schloss sich bei Beers und Fick et al. an die Bewertungen der Arzneistoffe an. Dabei war der Schweregrad als eine Kombination der Wahrscheinlichkeit des Auftretens eines unerwünschtes Ereignisses und der damit verbundenen klinischen Relevanz definiert [17, 77].

4.1.2 Inhaltliche Gemeinsamkeiten und Unterschiede

4.1.2.1 Expertenauswahl

Unterschiede zwischen den vier Arbeiten [17, 77, 144, 165] sind in der Auswahl der Experten bezüglich der Variablen „Anzahl" und „Fachrichtungen" festzustellen (Tab. 7). Bei den Expertengruppen von Beers [17] und Fick et al. [77] aus den USA fehlen z. B. die Allgemeinmediziner vollständig, dafür sind aber Experten der Psychopharmakologie benannt. Fachleute der Geriatrie und Klinischen Pharmakologie sind bei allen vier Delphi-Befragungen vertreten.

Tabelle 7: Experten

	Beers 1997 [17]	Fick 2003 [77]	McLeod 1997 [165]	Laroche 2007 [144]
Anzahl der Experten	6	12	32	15
Fachrichtungen der Experten	Geriatrie Klinische Pharmakologie Pharmazie Psychopharmakologie Pharmakoepidemiologie	Geriatrie Klinische Pharmakologie Psychopharmakologie	Geriatrie Klinische Pharmakologie Pharmazie Allgemeinmedizin	Geriatrie Klinische Pharmakologie Pharmazie Allgemeinmedizin Pharmakoepidemiologie

4.1.2.2 Literaturrecherche

Zur Erstellung der vorläufigen Listen potenziell ungeeigneter Arzneimittel nutzten die Autoren unterschiedliche Literatur. Der Artikel von Beers et al. [16] aus dem Jahr 1991 zum Thema „Potenziell inadäquate Medikation bei Alten- und Pflegeheimbewohnern" diente allen als Grundlage für ihre eigene Arbeit. Eine Übersicht über die verwendete Literatur ist in Tabelle 8 dargestellt.

McLeod und Kollegen unterteilten die Ergebnisse ihrer Literaturrecherche für die vorläufige Liste in drei Kategorien: die Verschreibung von Arzneimitteln, die generell bei älteren Menschen kontraindiziert sind aufgrund eines inakzeptablen Nutzen-Risiko-Verhältnisses, die Verordnung von Arzneimitteln, die Arzneimittelinteraktionen verursachen können und die Verschreibung von Arzneimitteln, die Arzneimittel-Erkrankungs-Interaktionen verursachen können [165].

Tabelle 8: Literaturquellen der analysierten Arbeiten

Beers 1997 [17]	Fick 2003 [77]	McLeod 1997 [165]	Laroche 2007 [144]
„Beers Kriterien" 1991 [16]	„Beers Kriterien" 1991 und 1997 [16, 17]	„Beers Kriterien" 1991 [16]	„Beers Kriterien" 1991, 1997, 2003 [16,17, 77]
Literatur, die Leitlinien für den Gebrauch von Arzneimitteln bei älteren Menschen beschreibt (ab 1991, in englischer Sprache)	Literatur, die den Medikationsgebrauch selbstständig lebender älterer Menschen und Alten- bzw. Pflegeheimbewohner beschreibt oder analysiert (ab 1994, in englischer Sprache)	„The Medical Letter Handbook of Adverse Drug Interactions" [244]	„McLeod Kriterien" 1997 [165]
	Medline-Recherche (Begriffe: adverse drug reactions, adverse drug events, medication problems, medication and elderly; Artikel von 1994-2000)	Verschiedene Literatur über Arzneimittelinteraktionen	PIM-Kriterien, an französische Praxis angepasst [150]
	Literatursuche per Hand anhand der in der Medline-Recherche ermittelten Artikel	Standard-Literatur der Geriatrie	Leitlinien der franz. Arzneimittelbehörde zur Arzneimittelverordnung für Ältere [154]

4.1.2.3 Kriterien für potenziell inadäquate Medikation

Die Kriterien zur Bewertung potenziell inadäquater Medikation sind in den untersuchten Beispielen [17, 77, 144, 165] vergleichbar. In allen vier Arbeiten wurden Medikamente als möglicherweise ungeeignet für ältere Patienten betrachtet, wenn sie mindestens einer der beiden Gruppen zugeordnet werden konnten:

- Arzneimittel oder Arzneimittelgruppen, die generell bei älteren Patienten vermieden werden sollten aufgrund mangelnder Wirksamkeit, eines hohen UAW-Risikos oder des Vorhandenseins sicherer Alternativen
- Arzneimittel, die allgemein bei älteren Patienten geeignet sind, aber bei bestimmten Erkrankungen bzw. speziellen gesundheitlichen Problemen vermieden werden sollten

Für McLeod et al. war die Reduktion der Morbidität durch Vermeidung der ungeeigneten Verordnungspraxen ein weiteres Bewertungskriterium [165]. Bei den Experten-Befragungen von Beers [17] und Fick et al. [77] gingen noch Kriterien wie die „Angemessenheit von Dosierungen", „Häufigkeiten" und auch die „Dauer der Behandlung" bei älteren Patienten mit in die Bewertung der Arzneistoffe ein.

4.1.2.4 Gemeinsamkeiten und Unterschiede der Angabe und Darstellung der potenziell inadäquaten Medikamente

Der wichtigste inhaltliche Unterschied zwischen der Arbeit von McLeod et al. [165] und den anderen drei Arbeiten [17, 77, 144] besteht in der Betrachtung kompletter inadäquater Verschreibungspraxen und nur weniger einzelner Arzneistoffe bzw. Arzneistoffklassen. Als ein Beispiel ist die als potenziell ungeeignet bewertete Verordnung trizyklischer Antidepressiva zur Behandlung der Depression für Patienten mit bekanntem Glaukom, benigner Prostatahyperplasie oder Störungen in der Herzreizleitung zu nennen. Die inadäquaten Verschreibungspraktiken, beschrieben durch Arzneistoff bzw. Arzneistoffgruppe, Indikation und Komorbiditäten, wurden in vier Arzneistoffklassen bzw. Krankheitsklassen eingeteilt. Es handelt sich dabei um die Verordnung von Arzneimitteln zur Behandlung kardiovaskulärer Erkrankungen, die Verschreibung von Psychopharmaka, die Verordnung von NSAID und anderen Analgetika und die Verschreibung sonstiger Medikamente [165].

Bei Laroche und Kollegen erfolgte durch die Expertengruppe eine Unterteilung der potenziell inadäquaten Medikamente in drei verschiedenen Kategorien: nachteiliges Nutzen-Risiko-Verhältnis, fragliche Wirksamkeit sowie nachteiliges Nutzen-Risiko-Verhältnis und fragliche Wirksamkeit [144]. Diese Arbeit führt außerdem fünf Erkrankungen auf, bei denen bestimmte Arzneistoffe als potenziell ungeeignet gelten [144].

In den Arbeiten von Beers [17] und Fick et al. [77] gibt es zusätzlich zu der Auflistung von Komorbiditäten unabhängiger, potenziell inadäquater Medikamente, eine zweite Arzneistoff-Übersicht, die für Patienten mit bestimmten Begleiterkrankungen potenziell ungeeignet sind.

Die Arbeitsgruppen um McLeod et al. [165] und Laroche et al. [144] führen alternative Therapien auf, die von einzelnen Experten vorgeschlagen und anschließend von der gesamten Expertengruppen bewertet wurden. Bei Beers [17] und Fick et al. [77] fehlen Therapiealternativen. In diesen Arbeiten wurden von den Experten Schweregradbeurteilungen zu den einzelnen potenziell inadäquaten Medikamenten durchgeführt. Dabei diente der Schweregrad der Darstellung unterschiedlich hoher Risiken der einzelnen Arzneimittel für ältere Patienten (Tab. 9).

Alle vier Autorengruppen führen eine kurze Begründung bezüglich der Nennung als potenziell ungeeignetes Arzneimittel bzw. eine Beschreibung des von dem Arzneimittel ausgehenden Risikos für ältere Patienten auf.

Tabelle 9: Weitere inhaltliche Unterschiede

	Beers 1997 [17]	Fick 2003 [77]	McLeod 1997 [165]	Laroche 2007 [144]
Alternative Therapievorschläge	-	-	+	+
Beurteilung der PIM-Schweregrade	+	+	-	-
Betrachtete Altersgruppe	65 Jahre und älter	65 Jahre und älter	Alle Älteren	75 Jahre und älter

Legende:
+ vorhanden bzw. hat stattgefunden
- nicht vorhanden bzw. hat nicht stattgefunden

4.1.2.5 Art und Anzahl der potenziell inadäquaten Medikamente

Ein weiterer inhaltlicher Unterschied betrifft die Art und Anzahl der potenziell inadäquaten Medikamente sowie den Detaillierungsgrad hinsichtlich der Komorbiditäten. Bedingt durch die Heterogenität der Darstellungen (vgl. 4.1.2.4) ist ein vollständiger Vergleich der vier Arbeiten im Hinblick auf einzelne Arzneistoffe und Arzneistoffklassen nicht möglich. Zum Beispiel werden in den Veröffentlichungen von Beers [17] und Fick et al. [77] im Gegensatz zu den einzeln gezählten Antidepressiva die Vertreter der Benzodiazepine lediglich als Gruppe gezählt. Die Zählungen der Arzneimittel sind nicht genau vergleichbar und somit kann hier nur eine grobe Übersicht skizziert werden.

Mark H. Beers benennt in seiner Arbeit aus dem Jahr 1997 28 Medikamente und Medikamentenklassen, die Diagnose-unabhängig als potenziell inadäquat für ältere Patienten von seiner Expertengruppe beurteilt wurden. Außerdem führt er 35 Medikamente und Medikamentenklassen auf, die für ältere Patienten mit einer der 15 gelisteten Erkrankungen laut Expertenmeinung potenziell ungeeignet sind [17, 146]. In der Arbeit von Fick und Kollegen werden insgesamt 68 Kriterien als potenziell inadäquat beschrieben. Die Kriterien umfassen 48 Diagnose-unabhängig als potenziell ungeeignet bewertete Arzneimittel und Arzneimittelklassen, sowie 20 Erkrankungen oder Komorbiditäten mit Medikamenten, die bei Patienten mit diesen Voraussetzungen nicht verwendet werden sollten [77, 146]. McLeod und Kollegen nennen im Rahmen der inadäquaten Verschreibungspraxen meist Arzneistoffklassen. Von insgesamt 38 Verschreibungspraktiken wurden 18 aufgrund eines inakzeptablen Nutzen-Risiko-Verhältnisses und 16 aufgrund von Drug-Disease Interactions von den Autoren als generell kontraindiziert für ältere Patienten beschrieben. Vier der

Verschreibungspraktiken beziehen sich auf Arzneimittelwechselwirkungen [146, 165]. Von Laroche und Kollegen werden 34 Kriterien benannt, die 29 potenziell ungeeignete Arzneistoffe und Arzneistoffklassen umfassen. Fünf weitere Kriterien beziehen sich auf Medikamente, die bei bestimmten Erkrankungen nicht genutzt werden sollten [144, 146]. In der Regel folgt der Nennung der Arzneistoffklasse eine genaue Auflistung der potenziell inadäquaten Arzneistoffe.

Eine Auflistung der einzeln genannten potenziell ungeeigneten Arzneimittel befindet sich in Tabelle 23. Die Übersichtstabelle beinhaltet die Arzneistoffe und Arzneistoffklassen der vier untersuchten Texte. Sie gibt zusätzlich Auskunft über die jeweils genannten problematischen Komorbiditäten und Arzneimittelwechselwirkungen und über die Verfügbarkeit auf dem deutschen Arzneimittelmarkt.

Beim Vergleich der in Tabelle 23 aufgeführten Informationen der vier Arbeiten [17, 77, 144, 165], lässt sich nur eine geringe Übereinstimmung der einzeln genannten Arzneimittel feststellen. Lediglich acht Arzneistoffe werden in allen vier Listen einzeln aufgeführt (Indometacin, Disopyramid, Dipyridamol, Amitriptylin, Reserpin, Chlorpromazin, Methocarbamol und Triazolam). Die geringe Übereinstimmung ergibt sich vor allem durch die oben beschriebene unterschiedliche Darstellung der potenziell inadäquaten Medikamente. Die größten Gemeinsamkeiten sind zwischen den potenziell ungeeigneten Arzneimitteln von Beers [17] und Fick et al. [77] zu erkennen, bei der es sich bekanntermaßen aber um eine Aktualisierung und Überarbeitung der Beers-Arbeit [17] handelt. Bei beiden stimmen 52 der einzeln genannten Arzneistoffe überein. Von den 117 bei Laroche et al. [144] einzeln aufgeführten Arzneistoffen finden sich z. B. nur 30 bei Beers [17] bzw. 39 bei Fick et al. [77] wieder. Die Unterschiede zwischen den nord-amerikanischen Listen von Beers [17], Fick et al. [77] und McLeod et al. [165] und der europäischen Liste von Laroche et al. [144] sind u. a. schon durch landesspezifische Unterschiede in den Therapieempfehlungen, in den Verordnungsgewohnheiten und der Arzneimittelmärkte erklärbar [75, 123, 146]. Der eindeutige Vergleich der Arzneistoffanzahlen mit der Arbeit von McLeod et al. [165] ist, wie bereits beschrieben, nicht möglich. So wurden einerseits potenziell ungeeignete Arzneistoffe in Verschreibungspraktiken eingearbeitet und meist gesamte Arzneistoffklassen ohne genaue Nennung einzelner Arzneistoffe beurteilt. Nur wenige Arzneistoffe wurden einzeln bewertet. 13 zu vermeidende Arzneistoffe befinden sich auf den Listen von Beers [17] und McLeod et al. [165]. Auch werden zwei Arzneimittelwechselwirkungen (Warfarin und Acetylsalicylsäure, Warfarin und

NSAID) von beiden benannt. Dabei ist aber zu beachten, dass von Beers [17] nicht explizit „Warfarin" sondern „Therapie mit Antikoagulantien" genannt wird. Der Vergleich der Drug-Disease Interactions zwischen den Arbeiten von Beers [17] und McLeod et al. [165] führt zu einer Übereinstimmung von sieben Erkrankungen. Von den 18 bei Fick et al. [77] aufgeführten Erkrankungen auf der Liste der potenziell inadäquaten Medikamente in Abhängigkeit von Diagnosen und Komorbiditäten werden 12 auch bei Beers [17] beschrieben.

Der Zeitpunkt der Erstellung der jeweiligen Liste ist ein entscheidendes Kriterium über die Bewertungsgrundlage. Neue Studienergebnisse können Auswirkungen auf die Arzneistoffbewertungen haben und ebenso zu Änderungen der bestehenden Therapieempfehlungen der Fachgesellschaften führen.

4.1.3 Übertragbarkeit der internationalen Listen potenziell inadäquater Medikamente auf Deutschland

Die Analyse der vier genannten Arbeiten [17, 77, 144, 165] (vgl. 4.1.1 und 4.1.2) bestätigte das bereits beschriebene Problem der unzureichenden Übertragbarkeit der Medikationsempfehlungen auf Deutschland aufgrund von Unterschieden bei der Arzneimittelzulassung und der auf den jeweiligen Märkten zur Verfügung stehenden Arzneimittel (Stand der Literaturrecherche 2007 und 2008) (Tab. 23). Abweichende Therapieempfehlungen und Differenzen in den Verordnungsverhalten führen ebenfalls dazu, dass diese vier internationalen Arbeiten untereinander nicht direkt übertragbar (vgl. 4.1.2) und nicht direkt für Deutschland anwendbar sind.

Insgesamt befinden sich 70 als potenziell inadäquat bewertete Arzneimittel auf mindestens einer der vier internationalen Listen, die nicht in Deutschland vertrieben werden (Tab. 24). Von den genannten Arzneistoffkombinationen sind jeweils fünf nur als Einzelsubstanzen auf dem deutschen Arzneimittelmarkt verfügbar. Von fünf weiteren Arzneistoffkombinationen ist jeweils nur ein Arzneistoff in Deutschland im Handel. Sechs der 70 Arzneistoffe, die sich nicht auf dem deutschen Arzneimittelmarkt befinden, wurden nur Diagnose-abhängig als potenziell ungeeignet beurteilt. Gleichzeitig gibt es einige Arzneistoffe, die eventuell ungeeignet für ältere Patienten sind und in Deutschland in großen Mengen genutzt werden, aber auf keiner der vier Listen geführt werden. Diese Arzneistoffe galt es, in der nachfolgenden

Literaturrecherche (vgl. 3.2 und 4.2) und der Delphi-Befragung (vgl. 3.3 und 4.3) zu identifizieren.

4.2 Literaturrecherche

Die Literaturrecherche in Bezug auf bekannte altersspezifische Medikationsempfehlungen bzw. arzneimittelbedingte Probleme für häufig genutzte Arzneimittel im Alter erfolgte entsprechend den Vorgaben (vgl. 3.2). Dabei wurde die Evidenz für ein erhöhtes UAW- und Interaktionsrisiko bei Anwendung bestimmter Arzneistoffe und Arzneistoffgruppen im höheren Lebensalter untersucht.

Die Literaturrecherche diente als Ausgangspunkt für die nachfolgende Auswahl potenziell ungeeigneter Arzneistoffe und dem Nachweis ihrer möglichen problematischen und zu vermeidenden Anwendung bei älteren Patienten. Sie diente außerdem zur Erstellung der vorläufigen Liste potenziell inadäquater Arzneistoffe für die erste Runde der Delphi-Befragung (vgl. 3.3 und 4.3.1).

Neben den Fachinformationen der pharmazeutischen Hersteller und Therapieleitlinien verschiedener Fachgesellschaften, befanden sich insgesamt 1026 Abstracts und Volltexte der Medline-Recherche in der ersten Auswahl. Davon wurden 355 Texte nach Festlegung der Arzneistoffe für die vorläufige Liste potenziell inadäquater Arzneistoffe ausgewählt und ihr Inhalt auf die wesentlichen Aussagen entsprechend zusammengefasst und zitiert (vgl. 3.3.3 und 4.3.3) (Tab. 10).

Tabelle 10: Ergebnis der Medline-Literaturrecherche

Arzneistoffgruppe	Anzahl der Arzneistoffe auf der vorläufigen PIM-Liste	Anzahl der zitierten Journal-Literaturstellen
Analgetika, Antiphlogistika	18	53
Antianämika	1	0
Antiarrhythmika	9	25
Antibiotika	3	9
Anticholinergika	9	44
Antikoagulantien, Thrombozytenaggregationshemmer	5	40
Antidepressiva	15	61
Antiemetika	2	2
Antihypertensiva, kardiovaskuläre Arzneimittel	11	25
Neuroleptika	11	36
Diuretika	4	15
Ergotamin, -Derivate	3	1
Hormone	1	0
Antidiabetika	2	8
Laxantien	3	1
Muskelrelaxantien	2	0
Sedativa, Hypnotika	22	39
Broncholytika	1	1
Antidementiva, Vasodilatatoren, durchblutungsfördernde Mittel	5	13
Antiepileptika	4	7
Gesamt:	**131 Arzneistoffe**	**380 Literaturzitate***

Legende:
* - 380 Literaturzitate der 355 verschiedenen Artikel der Medline-Recherche in den Spalten 3 und 4 des Informationsabschnitts der vorläufigen PIM-Liste ohne [17, 77, 144, 165].

4.3 Vorläufige Liste potenziell inadäquater Arzneistoffe für ältere Menschen

4.3.1 Potenziell inadäquate Arzneistoffe

Die Auswahl der Arzneistoffe erfolgte nach den im Methodenteil beschriebenen Kriterien (vgl. 3.3.1). 131 Arzneistoffe aus 20 verschiedenen Wirkstoffklassen (Tab. 11) wurden als potenziell ungeeignet für ältere Patienten ausgewählt. Bei der Auswahl der Arzneistoffe lag der Schwerpunkt auf den verschreibungspflichtigen Arzneistoffen, die in erster Linie Diagnose-unabhängig als potenziell inadäquat für ältere Menschen aufgefallen sind. 81 der bei den vier Arbeiten [17, 77, 144, 165] einzeln genannten Arzneistoffe, die zum Zeitpunkt der Listen-Erstellung in Deutschland im Handel waren und für die ausreichend Evidenz für ihre Unangemessenheit bei älteren Patienten vorhanden war, wurden für die vorläufige Liste ausgewählt. Im Rahmen der Literaturrecherche (vgl. 3.2 und 4.2) konnten weitere 50 Arzneistoffe als potenziell ungeeignet identifiziert werden. Insbesondere aufgrund der Daten der NRPZ wurden einige der Arzneistoffe als problematisch eingestuft. Über deren endgültige Nichteignung bei älteren Patienten sollte in der folgenden Delphi-Befragung abgestimmt werden.

Tabelle 11: Potenziell inadäquate Arzneistoffe der vorläufigen Liste

Analgetika, Antiphlogistika:
  NSAID
    Indometacin, Acemetacin*, Naproxen, Diclofenac*, Ibuprofen*, Ketoprofen*, Phenylbutazon, Acetylsalicylsäure^, Piroxicam, Meloxicam*, Celecoxib*, Etoricoxib*
  Opioid-Analgetika
    Pethidin, Fentanyl*, Oxycodon*, Buprenorphin*, Tramadol*
  Nicht-Opioid-Analgetika
    Flupirtin*

Antianämika
    Eisen(II)-Salze

Antiarrhythmika
  Klasse 1A-Antiarrhythmika
    Chinidin*
  Klasse 1C-Antiarrhythmika
    Flecainid*, Propafenon*
  Klasse 3-Antiarrhythmika
    Amiodaron, Sotalol*
  Digitalis-Glykoside
    Digoxin, Acetyldigoxin*, Metildigoxin*, Digitoxin*

Antibiotika
    Nitrofurantoin, Ciprofloxacin*, Cotrimoxazol*

Anticholinergika
  Antihistaminika
    Hydroxyzin, Clemastin*, Dimetinden*, Chlorphenamin, Triprolidin
  GIT-Spasmolytika
    Butylscopolamin*
  Urologische Spasmolytika
    Tolterodin, Solifenacin, Oxybutynin

Orale Antikoagluantien, Thrombozytenaggregationshemmer
    Ticlopidin, Clopidogrel^, Acetylsalicylsäure*†

Cumarine   Warfarin*, Phenprocoumon*

Antidepressiva
 Klassische Antidepressiva (tri-/tetrazyklisch)
  Amitriptylin, Doxepin, Imipramin, Opipramol*, Clomipramin, Maprotilin, Trimipramin, Nortriptylin*
 MAO-Hemmer
  Moclobemid*, Tranylcypromin*
 SSRI
  Fluoxetin, Sertralin^, Paroxetin^, Citalopram^, Fluvoxamin^

Antiemetika   Metoclopramid^, Dimenhydrinat

Antihypertensiva, kardiovaskuläre Arzneimittel
 Alpha-Blocker
  Doxazosin, Prazosin^, Urapidil^, Terazosin^
 Andere kardiovaskuläre Arzneimittel
  Clonidin, Moxonidin, Methyldopa, Reserpin
 Calcium-Kanal-Blocker
  Nifedipin, Diltiazem*, Verapamil*

Neuroleptika   Thioridazin, Fluphenazin, Levomepromazin, Perphenazin, Haloperidol*, Risperidon*, Olanzapin^, Quetiapin*, Clozapin^, Melperon*, Promethazin
Diuretika   Spironolacton*, Furosemid*, Torasemid*, Hydrochlorothiazid*‡ (allein oder in Kombination mit Triamteren oder Amilorid)
Ergotamin und Ergotamin-Derivate   Ergotamin und -Derivate, Dihydroergocryptin, Dihydroergotoxin
Hormone   Prednisolon*
Antidiabetika   Glibenclamid*, Glimepirid*
Laxantien   Bisacodyl, Natriumpicosulfat, Dickflüssiges Paraffin
Muskelrelaxantien   Baclofen, Tetrazepam

Sedativa, Hypnotika
 Benzodiazepine
 Langwirksame Benzodiazepine
  Chlordiazepoxid, Diazepam, Flurazepam, Dikaliumclorazepat§, Bromazepam, Prazepam, Clobazam, Nitrazepam, Flunitrazepam, Medazepam*
 Kurz- und mittellang wirksame Benzodiazepine
  Lorazepam, Oxazepam, Alprazolam, Temazepam, Triazolam, Lormetazepam, Brotizolam*

	Z-Substanzen
	Zolpidem, Zopiclon
	Andere Sedativa
	Doxylamin, Diphenhydramin, Chloralhydrat*
Broncholytika	
	Theophyllin^
Antidementiva, Vasodilatatoren, durchblutungsfördernde Mittel	
	Pentoxifyllin, Ginkgo Biloba, Naftidrofuryl, Nicergolin, Piracetam
Antiepileptika	
	Phenytoin*, Phenobarbital*, Carbamazepin*, Clonazepam*

Legende:
^ - Arzneistoffe, die auf den untersuchten PIM-Listen [17, 77, 144, 165] nur im Zusammenhang mit Komorbiditäten als potenziell ungeeignet beschrieben wurden.
* - Arzneistoffe, die namentlich auf keiner der vier untersuchten PIM-Listen stehen, aber im Rahmen der Literaturrecherche als möglicherweise ungeeignet für ältere Patienten identifiziert werden konnten.
† - 131 Arzneistoffe befinden sich auf der vorläufigen PIM-Liste potenziell inadäquater Arzneistoffe. Acetylsalicylsäure wurde aufgrund der unterschiedlichen Indikationen, die bewertet werden sollten, zweimal gezählt.
‡ - Hydrochlorothiazid als eins gezählt, Kombinationen nicht gezählt.
$ - Dikaliumclorazepat ist ein Synonym für Clorazepat.

4.3.2 Arzneistoff-Datenblätter

Für die 131 ausgewählten Arzneistoffe (Tab. 11) wurden Datenblätter erstellt (vgl. 3.2.2), welche den Experten in der Delphi-Befragung als Informationsquelle zur Verfügung standen (Abb. 6; vgl. Daten-CD – 4.3.2 Datenblätter).

Wirkstoff:	Indometacin
Fachinformation:	Indomet-ratiopharm, Indometacin-Sandoz
Pharmakotherapeutische Gruppe:	Nicht-steroidales Antiphlogistikum; Essigsäure-Derivate und verwandte Substanzen
ATC-Code:	M01AB01
Anwendungsgebiete:	Symptomatische Behandlung von Schmerz und Entzündung
Gegenanzeigen:	Indometacin-Sandoz nur unter strenger ärztlicher Abwägung des Nutzen-Risiko-Verhältnisses bei Älteren anwenden
Dosierung:	
Übliche Dosierung bei Erwachsenen:	In Abhängigkeit von der Schwere der Erkrankung dosiert; 50 - 150 mg Indometacin pro Tag
Dosierung bei Älteren:	Wegen des möglichen Nebenwirkungsprofils ältere Menschen besonders sorgfältig überwachen
Weitere Hinweise:	
Besondere Warnhinweise und Vorsichtsmaßnahmen für die Anwendung:	
Bezogen auf „Ältere":	Häufig unerwünschte Wirkungen, v. a. GI-Blutungen und Perforationen, auch mit letalem Ausgang; Höheres Risiko von GI-Blutungen, Ulzerationen oder Perforationen; Behandlung mit der niedrigsten verfügbaren Dosis; Kombinationstherapie mit protektiven Arzneimitteln (z. B. Misoprostol, PPI) empfohlen; Ältere Patienten mit einer Anamnese GI-Toxizität sollten jegliche ungewöhnliche Symptome im Bauchraum melden

Weitere:	Besonders sorgfältige Überwachung bei eingeschränkter Nierenfunktion
Wechselwirkungen mit anderen Arzneimitteln und sonstige Wechselwirkungen:	
Bezogen auf „Ältere":	Bei Älteren mit eingeschränkter Nierenfunktion oder dehydrierten Patienten kann die Einnahme von ACE-Hemmern oder eines Angiotensin-II-Antagonisten mit einem COX-Hemmer zu einer weiteren Verschlechterung der Nierenfunktion, einschließlich eines möglichen Nierenversagens, führen, was für gewöhnlich reversibel ist: Vorsicht bei Anwendung einer solchen Kombination bes. bei Älteren.
Weitere:	
Nebenwirkungen:	
Bezogen auf „Ältere":	Peptische Ulzera, Perforationen oder Blutungen, manchmal tödlich, insbesondere bei Älteren
Weitere:	
Pharmakologische Eigenschaften:	
Pharmakodynamische Eigenschaften:	
Pharmakokinetische Eigenschaften:	
Sonstige Hinweise in der Fachinformation:	

Abbildung 6: Datenblatt (Beispiel Indometacin)

4.3.3 Vorläufige Liste potenziell inadäquater Arzneistoffe

Die vorläufige Liste beinhaltet 131 Arzneistoffe aus 20 verschiedenen Arzneistoffklassen (Tab. 11) und besteht aus 21 EXCEL-Tabellenblättern, von denen 20 die entsprechenden Arzneistoffgruppen enthalten. Die Einteilung der Arzneistoffklassen orientierte sich an der internationalen Literatur.

Die vollständige vorläufige Liste potenziell inadäquater Arzneistoffe befindet sich auf der Daten-CD (eTab. 1). Tabelle 12 zeigt eine Übersicht über die Struktur der vorläufigen Liste potenziell inadäquater Arzneistoffe und beschreibt exemplarisch die Einarbeitung der Ergebnisse der Literaturrecherche am Beispiel der Arzneistoffklasse der Antidepressiva und des Arzneistoffs Amitriptylin.

Tabelle 12: Vorläufige Liste potenziell inadäquater Arzneistoffe (Ausschnitt Antidepressiva, Amitriptylin) [122]

AS/-Klasse	Informationen			
	Fachinformationen	Andere „PIM-Listen" (1 – [17], 2 – [77], 3 – [165], 4 – [144])	Literatur	MICROMEDEX Infos [166]/ Pharmakologische Aspekte	Alternativen
Antidepressiva			**Metaanalyse:** Wilson et al. 2004: 11 RCT (Vergleich TCA, SSRI - Abbruchquoten und Nebenwirkungsprofile bei älteren Patienten (> 60 Jahre)). 537 TCA-Nutzer (gesamte TCAs), 554 SSRI-Nutzer: TCA haben höhere Gesamt-Abbruchquote (RR 1.24, CI 1.04, 1.47) und höhere Abbruchquote aufgrund von Nebenwirkungen (RR 1.30, CI 1.02-1.64). 22.9 % der TCA-Patienten haben Behandlung aufgrund von Nebenwirkungen abgebrochen im Vergleich zu 17.3 % der SSRI-Patienten. 451 TCA(klassisch)-Patienten, 466 SSRI-Patienten: erhöhte Abbruchquote bei TCA(klassisch)-Patienten im Vergleich zu SSRI-Patienten (Ursachen-unabhängig: RR 1.33, CI 1.04, 1.52, infolge von Nebenwirkungen: RR 1.26, CI 1.04-1.71). Keine signif. Unterschiede der Abbruchquoten zwischen SSRI und TCA-verwandten Antidepressiva. Nebenwirkungs-ratio GIT für 10 Patienten, Nebenwirkungsvorkommen: 10:5.2 (TCA klassisch) vs. 10:3 (SSRI), neuropsychiatrische Nebenwirkungen 10:4.3 (TCA klassisch) vs. 10:2.5 (SSRI) (...) [257]. Außerdem zur Klasse der Antidepressiva aufgeführt: - 3 weitere Metaanalysen - 2 Cochrane-Reviews - 2 Systematische Reviews - 6 Kohorten-Studien - 4 Fall-Kontroll-Studien - 1 Beobachtungsstudie - 2 Sekundärdatenanalysen	**Review:** Pollock 1999: Die Nebenwirkungen von Antidepressiva steigen mit zunehmendem Alter stark in Häufigkeit und Schwere an. Beispiele: orthostatische Hypotension, anticholinerge Effekte, extrapyramidale Symptome, SIADH [192]. Außerdem aufgeführt: - 2 weitere Reviews	
Klass. Antidepressiva (tri/tetrazyklisch)		Auf der McLeod-Liste (3) als Gruppe aufgeführt: May aggravate glaucoma, cause urinary retention in patients with BPH or worsen heart block,	**Fall-Kontroll-Studie:** Ray et al. 1987: 1021 Patienten mit Hüftfrakturen, 65 Jahre und älter, 5606 Kontroll-Patienten. Aktueller TCA-Gebrauch (Amitriptylin, Doxepin, Imipramin) steht im Zusammenhang mit einem erhöhten Risiko für Hüftfrakturen (OR 1.9, 95 % CI 1.3-2.8). Es besteht ein Zusammenhang zwischen einer erhöhten Dosis und einem erhöhten Risiko für Hüftfrakturen (Amitriptylin OR 1.6, 95 % CI 0.9-2.9, Doxepin OR 2.2, 95 % CI 1.2-4.0, Imipramin OR 3.5, 95 % CI 1.7-7.3) [196].	Concomitant antidepressants with strong anticholinergic effects (eg. Amitriptyline) and antihistamines may increase the possibility of adynamic ileus, urinary retention, or chronic glaucoma. This interaction may be more prominent in elderly patients [25]. (...)	SSRI (3,4), SNRI (4)

Amitrip-tylin (91,2 Mio DDD [218])	Dosis-reduktion, ca. Hälfte der üblichen Tagesdosis, erhöhtes Risiko für delirante Syndrome, höhere Plasmakon-zentrationen, verlängerte HWZ (...) [64]	may cause anti-cholinergic side effects. (3) Second choice drugs. (4) (...) Auf den Listen 1, 2 und 4. Because of its strong anticholi-nergic and sedation properties, Amitriptyline is rarely the antide-pressant of choice for elderly patients (1,2).	**Randomisierte, doppelblinde, Parallelgruppen - Studie:** Cohn et al. 1990: 242 ältere, depressive Patienten, davon 161 mit Sertralin (50-200 mg/d) und 80 mit Amitriptylin (50-150 mg/d) behandelt: ähnliche Wirksamkeit beider Stoffe. 28 % der Sertralin-Patienten und 35 % der Amitriptylin-Patienten schieden aufgrund von Nebenwirkungen aus Studie aus; 2,5 % der Sertralin-Patienten schieden aufgrund von Laborwertveränderungen aus. Sertralin steht im Zusammenhang mit signif. geringerer Häufigkeit von Somnolenz, Mundtrockenheit, Obstipation, Ataxie und Schmerzen und größerer Häufigkeit von Übelkeit, Anorexie, Diarrhoe und Schlaflosigkeit im Vergleich zu Amitriptylin [49]. **Außerdem noch in der vorläufigen PIM-Liste zu Amitriptylin aufgeführt:** - 2 weitere randomisierte, doppelblinde Parallelgruppen-Studien - 1 Randomisierte, doppelblinde Studie - 1 Doppelblinde Studie - 2 Fall-Kontroll-Studien	Dosage in Geriatric Patients Dosage reduction is recommend-ed in elderly patients since this patient population is reported to have an increased incidence of confusional-type reactions and other central nervous system symptoms while on tricyclic anti-depressant therapy [54]. (...)

4.4 Expertenbefragung und Erstellung der endgültigen Medikationsempfehlung für ältere Patienten in Deutschland (PRISCUS-Liste)

4.4.1 Experten

Die Kontaktaufnahme erfolgte mit den unter 3.4.1 genannten Fachgruppen und Einzelpersonen. Von den mehr als 50 angesprochenen Experten bekundeten 47 Experten ihr Interesse an der Teilnahme und wurden schriftlich über das Vorhaben informiert. Neun der 47 möglichen Experten sagten jedoch entweder die Teilnahme ab (vier) oder haben auch auf Nachfrage nicht die geforderte Teilnahmebescheinigung zurückgeschickt (fünf). Es konnten somit 38 Experten, darunter sieben Frauen, eingeschlossen werden (eTab. 2). Im Verlauf der ersten Befragungsrunde sagten vier der 38 Experten die Teilnahme ab. 25 Experten haben ihre Bewertungen zurückgeschickt, was einer Rücklaufquote von 65,8 % entspricht. Sieben Experten haben auch nach mehrfacher Aufforderung keine Bewertungen zurückgeschickt. Zwei Experten haben nur an der zweiten Befragungsrunde teilgenommen. Nach Ende der zweiten Befragungsrunde haben von den somit 27 Experten 26 ihre Bewertungen zurückgeschickt, was einer Rücklaufquote von 96,3 % bzw. 68,4 % der ursprünglich 38 Teilnahmebestätigungen entspricht (Abb. 7). Es konnte ein breites fachliches Spektrum der Experten erzielt und Vertreter aus Wissenschaft, Klinik und ambulanter Praxis zur Mitarbeit gewonnen werden. Acht Fachrichtungen waren durch die insgesamt 27 bewertenden Experten vertreten (Tab. 13).

Tabelle 13: Fachrichtungen mit Anzahl der Experten

Fachrichtung	Anzahl Experten
Geriatrie	4
Klinische Pharmakologie	5
Allgemeinmedizin	8
Innere Medizin	3
Schmerztherapie	1
Neurologie	1
Psychiatrie	3
Pharmazie	2

Von den 27 bewertenden Experten kamen 25 aus neun verschiedenen Bundesländern (Baden-Württemberg, Bayern, Berlin, Hessen, Niedersachsen, Nordrhein-Westfalen, Sachsen, Saarland, Thüringen). Dadurch können mögliche Effekte durch regionale Unterschiede bei der Verordnung von Medikamenten ausgeglichen werden. Ein Experte aus der Schweiz und einer aus Österreich nahmen ebenfalls an der Befragung teil.

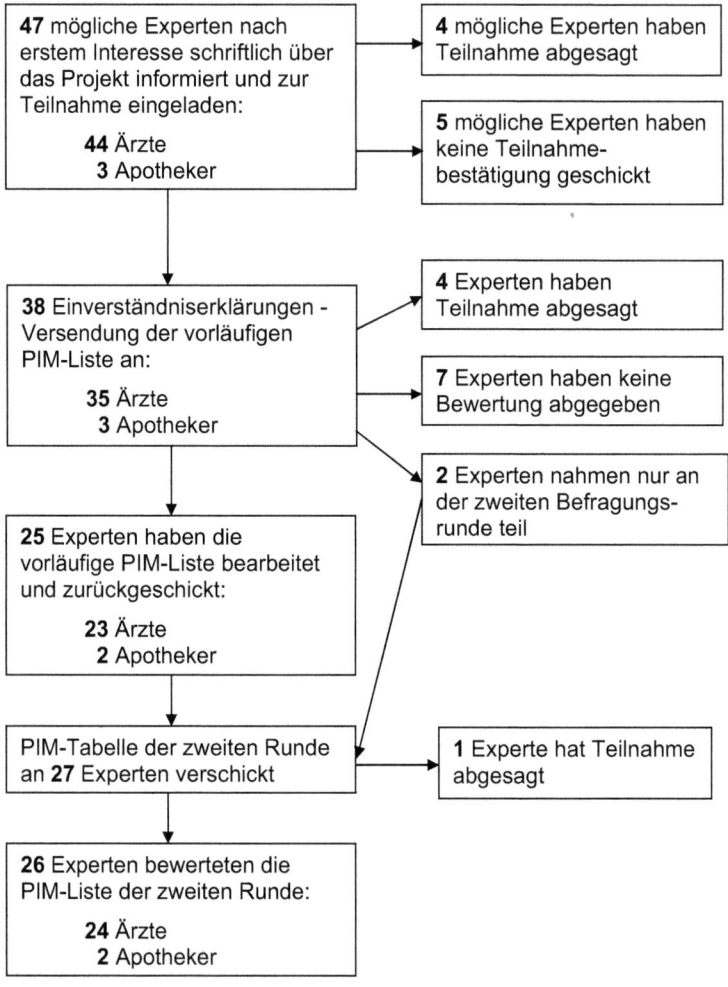

Abbildung 7: PRISCUS-Expertengruppe

4.4.2 Ergebnisse der ersten Befragungsrunde

In der ersten Befragungsrunde bewertete die Expertengruppe 61 Arzneimittel als potenziell inadäquat für ältere Patienten (PIM) und 17 Arzneimittel mit einem vergleichbaren Risiko für jüngere und ältere Patienten (Nicht-PIM). Für 58 Arzneimittel (Fragliche PIM) konnte kein eindeutiges Ergebnis erzielt werden. (Abb. 8, Tab. 14).

Tabelle 14: Ergebnisse der ersten Befragungsrunde

PIM	Nicht-PIM	Fragliche PIM
61 Arzneimittel	17 Arzneimittel	58 Arzneimittel

Die Einteilung der einzelnen Arzneimittel in die drei Gruppen „PIM", „Nicht-PIM" und „Fragliche PIM" mit den Ergebnissen der Arzneimittel-Bewertung mittels Likert-Skala [163] befindet sich im Anhang (vgl. 9.6; Tab. 25, 26 und 27). Die Experten erhielten die Tabellen 25 und 26 als Feedback nach der ersten Befragungsrunde.

Kein Arzneistoff wurde von allen 25 Experten beurteilt. Die maximale Anzahl der Antworten betrug 21 Antworten bei Ibuprofen, die geringste Anzahl 11 bei Dihydroergocryptin. Im Median wurden die Arzneistoffe von 17 Experten bewertet.

Nach der ersten Runde wurden 15 Arzneistoffe aufgrund der Expertenbewertungen nach Dosierung, Indikation oder Freisetzungsart getrennt ausgewertet oder sollten, wie z. B. Zaleplon als neuer PIM-Vorschlag, in der zweiten Befragungsrunde entsprechend beurteilt werden (Abb. 8, Tab. 15). Fünf dieser Arzneistoffe (Oxybutynin, Tolterodin, Nifedipin, Diltiazem und Verapamil) wurden von einigen Experten selbstständig in der ersten Befragungsrunde nach Freisetzungsart getrennt bewertet und anschließend von uns getrennt ausgewertet. Oxybutynin und Nifedipin konnten in der nicht-retardierten Arzneiform der Gruppe der „PIM" und Verapamil in der Retard-Arzneiform der Gruppe der „Nicht-PIM" zugeordnet werden. Aufgrund der nicht eindeutigen Bewertung sollten Oxybutynin und Nifedipin in der retardierten Freisetzungsart, sowie Verapamil in der nicht-retardierten Freisetzungsart in der zweiten Befragungsrunde erneut beurteilt werden. Tolterodin und Diltiazem wurden ebenfalls aufgrund der Ergebnisse der ersten Runde jeweils in beiden Freisetzungsformen („retardiert" und „nicht-retardiert") auf der Liste der „Fraglichen PIM" aufgeführt. Addiert man die Unterteilung der fünf Arzneistoffe nach Freisetzungsart zu den ursprünglichen 131 Arzneistoffen der vorläufigen Liste, ergibt die Summe 136 Arzneimittel. Das entspricht der Summe der in der Tabelle 14 aufgeführten Medikamente. Die restlichen zehn Arzneistoffe wurden erstmals in der zweiten Befragungsrunde getrennt nach Indikation bzw. Dosierung von der Expertengruppe bewertet und erst nach Abschluss der Beurteilung gesondert ausgewertet (vgl. 4.4.3 und 4.4.4).

Tabelle 15: Getrennte Bewertung einiger Arzneistoffe

Nach Indikation	Nach Freisetzungsart	Nach Dosierung
Terazosin^	Oxybutynin*	Haloperidol^
	Tolterodin*	Olanzapin^
	Nifedipin*	Lorazepam^
	Diltiazem*	Oxazepam^
	Verapamil*	Lormetazepam^
		Brotizolam^
		Zolpidem^
		Zopiclon^
		Zaleplon^

Legende:
* - Arzneistoffe, die schon nach der ersten Befragungsrunde nach Freisetzungsart getrennt ausgewertet und in die entsprechenden Gruppen („PIM", „Nicht-PIM" oder „Fragliche PIM") eingeteilt wurden.
^ - Arzneistoffe, die nach der ersten Befragungsrunde unterteilt und in der zweiten Runde getrennt beurteilt wurden

Neun Arzneistoffe wurden in der ersten Runde von Experten als möglicherweise ungeeignet für ältere Patienten vorgeschlagen. Es handelte sich dabei um vier Antibiotika, drei Anticholinergika, einen Thrombozytenaggregationshemmer und ein Sedativum (Tab. 16). Diese sollten in der zweiten Befragungsrunde von der gesamten Expertengruppe beurteilt werden.

Tabelle 16: PIM-Vorschläge der Expertengruppe

Neue PIM-Vorschläge:	
Antibiotika	Norfloxacin, Ofloxacin, Moxifloxacin, Levofloxacin
Anticholinergika	Darifenacin, Cabergolin, Pergolid
Thrombozytenaggregationshemmer, orale Antikoagulantien	Prasugrel
Sedativa, Hypnotika	Zaleplon (nach Dosis unterteilt)

Der Großteil der 25 Experten hat in der ersten Befragungsrunde im Bewertungsabschnitt der vorläufigen Liste (vgl. 3.4.5) zu den zu bewertenden Arzneistoffen zahlreiche Hinweise und Angaben im Hinblick auf Monitoring-Parameter, Dosisanpassungen und zu vermeidenden Komorbiditäten gemacht. Neben medikamentösen Therapiealternativen empfahlen die Ärzte und Apotheker auch andere nicht-medikamentöse Maßnahmen, z. B. „verhaltenstherapeutische Verfahren" anstelle von trizyklischen Antidepressiva. Diese Angaben zu den als „PIM" in der ersten Befragungsrunde bewerteten Arzneimitteln wurden entsprechend den Vorgaben ausgewertet (vgl. 3.4.7) und für die Entwicklung der finalen PRISCUS-Liste genutzt (vgl. 3.4.14 und 4.4.4; Tab. 20 und 21, eTab. 8). Die Bearbeitung der Informationen zu den nicht eindeutig beurteilten Arzneistoffen erfolgte entsprechend. Sie wurden für die Erstellung der Liste der zweiten Befragungsrunde verwendet (vgl. 3.4.8).

Die Experten nannten in ihren Bewertungen zahlreiche Medikamente, die bei gleichzeitiger Anwendung mit potenziell inadäquaten Medikamenten zu Arzneimittelwechselwirkungen führen können. Aufgrund dieser großen Anzahl und der damit verbundenen sehr geringen Übersichtlichkeit, Anwendbarkeit und Aussagekraft, wurde entschieden, die Arzneimittelwechselwirkungen weder für die Erstellung der Liste der zweiten Befragungsrunde noch für die Erstellung der finalen PRISCUS-Medikationsempfehlung zu nutzen.

Die Liste der zweiten Befragungsrunde wurde auf Grundlage der Ergebnisse der ersten Befragungsrunde erstellt (vgl. 3.4.8). Sie beinhaltete 77 zu beurteilende Medikamente: die 58 „Fraglichen PIM", die Unterteilung der zehn in Tabelle 15 aufgeführten Arzneistoffe nach Dosierungen und Indikation sowie die in Tabelle 16 genannten neuen PIM-Vorschläge der Experten (Abb. 8, eTab. 7).

Die bearbeiteten Angaben der Experten zu Monitoring-Parametern, Dosierungsvorschlägen, mit einem erhöhten UAW-Risiko verbundenen Komorbiditäten und möglichen Therapiealternativen zu den 58 „Fraglichen PIM" wurden in den Informationsteil der Tabelle übernommen (vgl. 3.4.8). Diese Informationen dienten den Experten ebenfalls als Feedback.

Die gesamte Liste der zweiten Befragungsrunde befindet sich auf der Daten-CD (eTab. 3). Ein Ausschnitt dieser Liste ist in Tabelle 28 aufgeführt.

4.4.3 Ergebnisse der zweiten Befragungsrunde

Die jetzt 26-köpfige Expertengruppe bewertete in der zweiten Befragungsrunde weitere 21 der insgesamt 77 zu beurteilenden Arzneimittel als potenziell ungeeignet (PIM) und neun mit einem vergleichbaren Risiko für ältere und jüngere Patienten (Nicht-PIM). Für 47 Arzneimittel erfolgte auch nach der zweiten Befragungsrunde keine abschließende eindeutige Bewertung (Fragliche PIM) (Tab.17).

Tabelle 17: Ergebnisse der zweiten Befragungsrunde

PIM	Nicht-PIM	Fragliche PIM
21 Arzneimittel	9 Arzneimittel	47 Arzneimittel

Die Ergebnisse der zweiten Befragungsrunde befinden sich im Anhang (vgl. 9.8). In den Tabellen 29 bis 31 sind die Arzneimittel mit den Ergebnissen der mittels Likert-Skala [163] erhobenen Werte aufgelistet.

Wie auch schon in der ersten Befragungsrunde wurde kein Arzneimittel von allen 26 Experten beurteilt. Die maximale Anzahl der Antworten betrug 24 Antworten bei Ibuprofen und Diclofenac, die geringste Anzahl 12 bei Darifenacin. Im Median wurden die Arzneistoffe von 20 Experten bewertet.

Weitere Angaben der Expertengruppe zu „Kommentare und Hinweise" (Spalte zwei des Bewertungsabschnitts, vgl. 3.4.10; Tab. 4) fielen in der zweiten Befragungsrunde im Umfang sehr unterschiedlich aus. Einige Experten haben keine zusätzlichen Angaben gemacht. Der Großteil hat seine Anmerkungen in dieser Spalte eher knapp gehalten und nur wenige Experten sind noch einmal ausführlicher auf die Problematik der Arzneimittel bei älteren Anwendern eingegangen. Vereinzelt wurde Kritik an den in der ersten Runde von der Expertengruppe gemachten Vorschlägen zu Dosisanpassungen, Monitoring-Parameter oder Therapiealternativen geübt oder weitere neue Vorschläge zu diesen Aspekten gemacht. Außerdem haben einzelne Experten neue Literatur empfohlen. Einige Experten begründeten zusätzlich ihre Arzneimittel-Bewertungen, z. B. durch Angabe der häufigeren Nebenwirkungen und eines höheren UAW- und/oder Interaktionsrisikos.

Diese gesamten Anmerkungen wurden für die Erstellung der finalen PRISCUS-Liste mit Medikationsempfehlungen verwendet (vgl. 3.4.13, 3.4.14 und 4.4.4).

4.4.4 Gesamtergebnisse der Delphi-Befragung

Nach Abschluss beider Befragungsrunden ergaben sich folgende Ergebnisse:
Von der Expertengruppe wurden 82 Arzneimittel als potenziell inadäquat für ältere Patienten bewertet (PIM) (Tab. 18). Bei drei Arzneimitteln beschränkt sich die PIM-Bewertung auf bestimmte Freisetzungsformen und bei neun auf bestimmte Dosisgrenzen. Prasugrel, ein Thrombozytenaggregationshemmer, der seit 2009 auf dem Markt ist, wurde trotz einer nicht eindeutigen Expertenbewertung aufgrund der Herstellerempfehlung als potenziell inadäquat für ältere Patienten eingestuft. Laut der Fachinformation wird die Therapie von Patienten älter 75 Jahre mit Prasugrel nicht empfohlen („Im Allgemeinen wird die Efient®-Behandlung von Patienten, die 75 Jahre und älter sind nicht empfohlen (…)" [67]). Diese 83 Arzneimittel stellen somit die potenziell inadäquaten Medikamente der PRISCUS-Liste dar (Tab. 18, 19 und 21, eTab. 4 und 8). Die Experten beurteilten insgesamt 26 Arzneimittel mit einem vergleichbaren Risiko für jüngere und ältere Patienten (Nicht-PIM) (Tab. 18 und 32, eTab. 5). 46 Arzneimittel konnten keiner der beiden Gruppen eindeutig zugeordnet werden (Fragliche PIM) (Tab. 18 und 33, eTab. 6).

Tabelle 18: Gesamtergebnisse nach beiden Befragungsrunden

PIM	Nicht-PIM	Fragliche PIM
83 Arzneimittel*	26 Arzneimittel	46 Arzneimittel^

Legende:
* - 82 Arzneimittel wurden von der Expertengruppe als „PIM" bewertet (61 in der ersten und 21 in der zweiten Befragungsrunde). Prasugrel, in der zweiten Befragungsrunde von den Experten als „Fragliches PIM" beurteilt, wurde aufgrund der Fachinformation [67] als „PIM" eingestuft. Somit ergibt die Summe 83 PIM-Arzneimittel.
^ - 47 Arzneimittel wurden von der Expertengruppe in der zweiten Befragungsrunde nicht eindeutig bewertet (Fragliche PIM). Prasugrel wurde aufgrund der Fachinformation [67] nachträglich als „PIM" eingestuft. Somit ergeben sich final 46 „Fragliche PIM".

Abbildung 8 stellt eine Übersicht über die Anzahl der Arzneimittel in der Delphi-Befragung dar. Eine detaillierte Übersicht über die Anzahl der Arzneimittel der verschiedenen Arzneistoffklassen während der einzelnen Befragungsrunden und die Einteilung in die drei Bewertungsgruppen befindet sich in eTabelle 7.

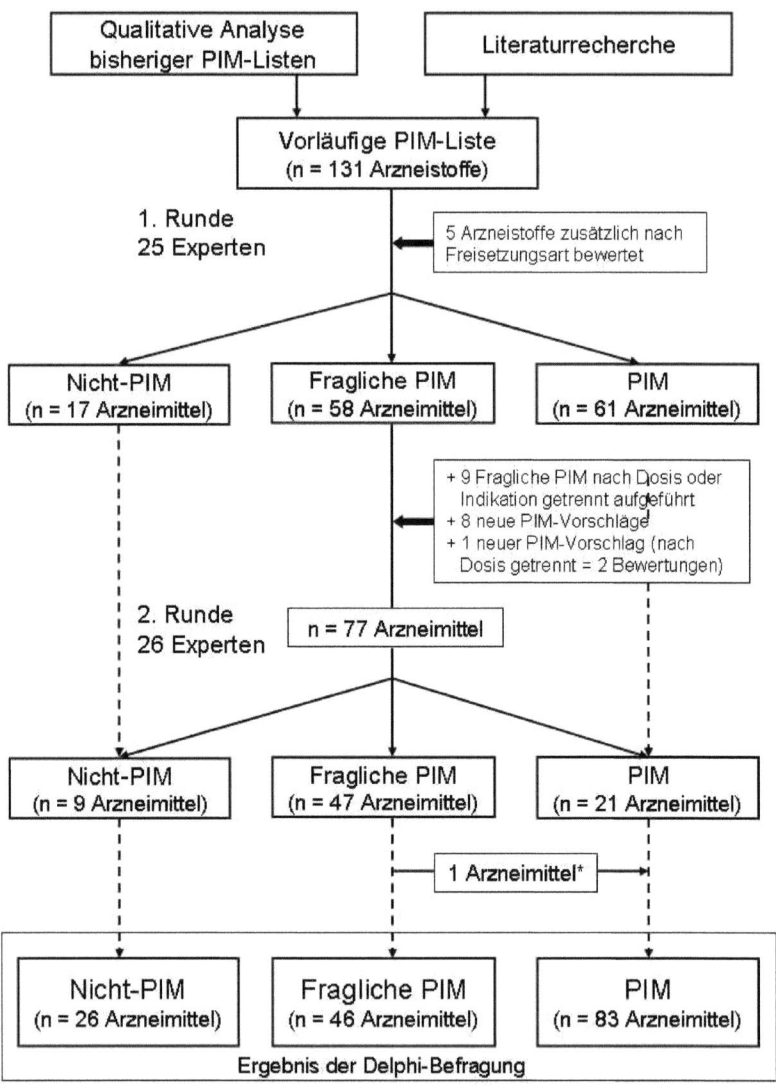

Abbildung 8: Gesamtübersicht über Anzahl und Bewertung der Arzneimittel in der Delphi-Befragung [122]

* Prasugrel wurde durch die Expertengruppe nicht eindeutig bewertet. Aufgrund der Fachinformation [67] wurde Prasugrel als potenziell inadäquat für ältere Patienten eingestuft und der Gruppe der „PIM" zugeteilt.

Die Gesamtergebnisse der Arzneistoff-Bewertung mittels Likert-Skala [163] sind in den Tabellen 19, 32 und 33 bzw. nach ATC-Code [56] gruppiert in den eTabellen 4 bis 6 dargestellt.

Tabelle 19: PRISCUS-Liste potenziell inadäquater Medikamente für ältere Patienten (Ergebnis der Arzneimittel-Bewertung mittels Likert-Skala)

PIM (Anzahl der Antworten)	Arzneimittelbewertung mittels 5-Punkte Likert-Skala*		
	Mittelwert	Median	95 %-Konfidenzintervall
Analgetika, Antiphlogistika			
Indometacin (20)	1.35	1.00	1.08 – 1.62
Acemetacin (18)	1.78	1.00	1.22 – 2.33
Ketoprofen (17)	2.24	2.00	1.65 – 2.83
Phenylbutazon (20)	1.20	1.00	0.96 – 1.44
Piroxicam (19)	1.89	2.00	1.39 – 2.40
Meloxicam (18)	2.11	1.50	1.45 – 2.77
Etoricoxib (16)	2.38	2.00	1.83 – 2.92
Pethidin (19)	1.63	2.00	1.30 – 1.96
Antiarrhythmika			
Chinidin (18)	1.39	1.00	0.90 – 1.88
Flecainid (17)	2.18	2.00	1.54 – 2.81
Sotalol (17)	2.41	2.00	1.93 – 2.89
Digoxin-Derivate (Digoxin, Acetyldigoxin, Metildigoxin) (22)	2.50	2.00	2.03 – 2.97
Antibiotika			
Nitrofurantoin (20)	1.90	1.50	1.38 – 2.42
Anticholinergika			
Hydroxyzin, Clemastin, Dimetinden (17)	1.71	1.00	1.17 – 2.24
Chlorphenamin (16)	1.88	1.00	1.12 – 2.63
Triprolidin (16)	1.88	1.00	1.15 – 2.60
Oxybutynin (nicht-retardiert) (15)	2.20	2.00	1.53 – 2.87
Oxybutynin (retardiert) (17)	2.41	2.00	1.90 – 2.93
Tolterodin (nicht-retardiert) (18)	2.11	2.00	1.70 – 2.53
Solifenacin (16)	2.38	2.00	1.95 – 2.80
Antikoagulantien, Thrombozyten-aggregationshemmer			
Ticlopidin (17)	1.29	1.00	1.05 – 1.54
Prasugrel (16)	Prasugrel aufgrund der Fachinformation [67] (keine Empfehlung für Patienten über 75 Jahre) als PIM eingeteilt		
Antidepressiva			
Amitriptylin (17)	2.12	2.00	1.49 – 2.74
Doxepin (18)	2.17	2.00	1.62 – 2.71
Imipramin (17)	2.12	2.00	1.61 – 2.63
Clomipramin (17)	2.18	2.00	1.72 – 2.63

Maprotilin (17)	2.47	2.00	1.95 – 2.99
Trimipramin (16)	2.44	2.00	1.92 – 2.95
Fluoxetin (18)	2.33	2.00	1.79 – 2.87
Tranylcypromin (18)	2.06	2.00	1.50 – 2.61
Antiemetika			
Dimenhydrinat (16)	2.00	2.00	1.42 – 2.58
Antihypertensiva, kardiovaskuläre Arzneimittel			
Clonidin (18)	2.28	2.00	1.67 – 2.89
Doxazosin (15)	2.27	2.00	1.56 – 2.98
Prazosin (15)	1.93	2.00	1.36 – 2.51
Methyldopa (14)	1.29	1.00	1.02 – 1.56
Reserpin (16)	1.44	1.00	1.10 – 1.77
Nifedipin (nicht-retardiert) (18)	2.17	2.00	1.52 – 2.81
Terazosin (als Antihypertensivum) (20)	2.20	2.00	1.81 – 2.59
Neurolpetika			
Thioridazin (19)	1.58	1.00	1.25 – 1.91
Fluphenazin (18)	1.89	2.00	1.51 – 2.27
Levomepromazin (18)	1.94	2.00	1.51 – 2.38
Perphenazin (17)	2.18	2.00	1.80 – 2.55
Haloperidol (> 2 mg) (21)	2.43	2.00	1.92 – 2.94
Olanzapin (> 10 mg) (21)	2.43	2.00	1.98 – 2.87
Clozapin (21)	2.52	2.00	2.05 – 2.99
Ergotamin, - Derivate			
Ergotamin/ Ergotamin-Derivate (13)	1.15	1.00	0.93 – 1.38
Dihydroergocryptin (11)	1.64	1.00	0.83 – 2.45
Dihydroergotoxin (14)	1.21	1.00	0.97 – 1.46
Laxantien			
Dickflüssiges Paraffin (16)	2.06	2.00	1.38 – 2.75
Muskelrelaxantien			
Baclofen (16)	2.38	2.50	1.83 – 2.92
Tetrazepam (16)	2.19	1.50	1.43 – 2.95
Sedativa, Hypnotika			
Chlordiazepoxid (17)	1.65	1.00	1.10 – 2.19
Diazepam (18)	2.22	2.00	1.59 – 2.85
Flurazepam (17)	1.41	1.00	0.86 – 1.96
Dikaliumclorazepat (17)	1.65	1.00	1.02 – 2.28
Bromazepam (16)	1.75	1.00	1.18 – 2.32
Prazepam (17)	1.65	1.00	1.02 – 2.28
Clobazam (17)	1.71	1.00	1.14 – 2.27
Nitrazepam (17)	1.53	1.00	0,98 - 2,08
Flunitrazepam (16)	1.25	1.00	0.84 – 1.66
Medazepam (15)	1.67	1.00	0.95 – 2.38
Alprazolam (15)	2.33	2.00	1.79 – 2.87
Temazepam (16)	2.31	2.00	1.74 – 2.89

Triazolam (16)	2.19	2.00	1.63 – 2.75
Doxylamin (14)	2.00	1.50	1.28 – 2.72
Diphenhydramin (17)	1.82	1.00	1.27 – 2.38
Chloralhydrat (16)	2.00	2.00	1.45 – 2.55
Lorazepam (> 2 mg/d) (21)	1.95	2.00	1.49 – 2.42
Oxazepam (> 60 mg/d) (21)	1.76	2.00	1.48 – 2.05
Lormetazepam (> 0.5 mg/d) (18)	1.72	2.00	1.44 – 2.01
Brotizolam (> 0.125 mg/d) (17)	1.88	2.00	1.52 – 2.24
Zolpidem (> 5 mg/d) (21)	2.24	2.00	1.76 – 2.71
Zopiclon (> 3.75 mg/d) (21)	2.33	2.00	1.81 – 2.86
Zaleplon (> 5 mg/d) (15)	2.13	2.00	1.51 – 2.76
Antidementiva, Vasodilatatoren, durchblutungsfördernde Mittel			
Pentoxifyllin (17)	1.53	1.00	1.12 – 1.94
Naftidrofuryl (14)	1.64	1.00	1.11 – 2.18
Nicergolin (16)	1.69	1.00	1.18 – 2.19
Piracetam (15)	1.73	2.00	1.24 – 2.22
Antiepileptika			
Phenobarbital (20)	2.25	2.00	1.88 – 2.62

* Erläuterung der Likert-Skala [163]:
1 – Arzneistoff ist sicher potenziell inadäquat für ältere Patienten
2 – Arzneistoff ist potenziell inadäquat für ältere Patienten
3 – unentschieden
4 – Arzneistoff ist nicht potenziell inadäquat für ältere Patienten
5 – Arzneistoff ist sicher nicht potenziell inadäquat für ältere Patienten

Die Tabelle 20 zeigt einen Ausschnitt der endgültigen PRISCUS-Liste mit Medikationsempfehlungen am Beispiel von Indometacin. Bei den Anmerkungen der Experten wurden z. B. beim Arzneistoff Indometacin unterschiedliche Angaben zum Thema Monitoring gemacht. Sie reichten u. a. von „bei längerfristiger Einnahme Hb-Wert-Kontrolle" über „Hb-Wert-Kontrolle alle 3 Monate" bis „Blutbild-Kontrolle", ebenso "Monitoring Magen-Darm-Ulcera", „Kontrolle von Magen-Darm-Ulcera, gastrointestinalen UAW und Zeichen gastrointestinaler Blutung", „Magenschmerzen" und „Magenanamnese und evtl. Gastroskopie". Diese Angaben wurden entsprechend zu „Kontrolle von Magen-Darm-Ulcera, GI-Blutungen (Anamnese, Labor [Blutbild – z. B. alle 3 Monate])" zusammengefasst.

Ein weiteres Beispiel ist die von 14 Experten geforderte Dosisanpassung bei Digoxin-Anwendung. Die Aussagen reichten hier von „Dosisanpassung bei Nierenfunktionsstörung" und „Dosisanpassung bei Niereninsuffizienz" bis „generelle Dosisanpassung bei Patienten ≥ 65 Jahre". Die Dosisanpassung umfasste Hinweise wie „Dosisreduktion" und „niedrige Dosis", „Dosisanpassung an EKG", „Dosierung nach Serum-Spiegel", „Dosisanpassung an Nierenfunktion" und auch Milligramm-Angaben des

Wirkstoffes: „möglichst < 0,125 mg". In Anlehnung an die Fachinformationen [70] erfolgte aus den Expertenangaben der Hinweis in der PRISCUS-Liste: „Dosisanpassung/Dosisreduktion (Anpassung an Körpergewicht und Nierenfunktion), (Erhaltungsdosis bei Älteren über 65 Jahre max. 0,25 mg, über 80 Jahre max. 0,125 mg)".

Die Angaben der Experten bezüglich zu vermeidender Komorbiditäten wurden möglichst Organ-bezogen gruppiert mit Nennung der einzelnen Erkrankungen. So befinden sich z. B. bei Oxybutynin (retardiert und nicht-retardiert) die Erkrankungen Demenz, Delir, Hirnorganische Störungen, Epilepsie und kognitive Einschränkungen unter dem Stichwort „ZNS-Funktionsstörungen".

Auch die vorgeschlagenen medikamentösen Therapiealternativen wurden nach Möglichkeit in Wirkstoffklassen zusammengefasst. Bei Pethidin wurden z. B. von Experten vorgeschlagene Opioide, wie Tilidin/Naloxon, Morphin, Oxycodon, Buprenorphin und Hydromorphon, unter dem Sammelbegriff „andere Opioide (mit einem geringeren Delirrisiko)" aufgelistet.

Die finale PRISCUS-Liste potenziell inadäquater Medikamente für ältere Menschen mit Medikationsempfehlungen befindet sich auf der Daten-CD (eTab. 8). Eine Kurzversion der finalen PRISCUS-Liste ist in Tabelle 21 dargestellt.

Tabelle 20: Ausschnitt aus der finalen PRISCUS-Medikationsempfehlung am Beispiel Indometacin

Potenziell inadäquate Medikation für ältere Patienten

Arzneimittel (n = Anzahl der Antworten)	Ergebnis der Arzneimittelbewertung mittels 5-Punkte Likert-Skala (MW [95%-KI], Median)	Begründung / Wesentliche Bedenken (Auswahl)	Mögliche Therapie-Alternativen	Maßnahmen, falls das Arzneimittel trotzdem verwendet werden soll	Das Arzneimittel sollte möglichst nicht bei den genannten Begleiterkrankungen verwendet werden (zu vermeidende Komorbiditäten)
		Originalzitate Liste 1 - Beers MH 1997 [17] Liste 2 - Fick DM et al. 2003 [77] Liste 3 - McLeod et al. 1997 [165] Liste 4 - Laroche ML et al. 2007 [144]			
Analgetika, Antiphlogistika					
Indometacin (n = 20)	**1.35** [1.08 - 1.62] 1.00	Indometacin hat ein höheres Risiko für GI-Blutungen, Ulzerationen oder Perforationen, auch mit letalem Ausgang [69], das Risiko ist bei älteren Patienten höher [69, 166]. Studien konnten ein erhöhtes Risiko für GI-Komplikationen und GI-Hospitalisierungen bei NSAID-Gebrauch bei älteren Patienten zeigen, insbesondere bei Indometacin [91, 115, 143, 179]. Auf den Listen 1, 2, 3 und 4. *Of all available nonsteroidal, anti-inflammatory drugs, indomethacin produces the most central nervous system side effects and should, therefore, be avoided in the elderly(1,2,3,4) Indomethacin may cause gastropathy side effects and salt and water retention (3).*	Paracetamol (schwach wirksame) Opioide (Tramadol, Codein) Koanalgetika wie Antidepressiva, Antikonvulsiva bei entsprechender Symptomatik ggf. schwächere NSAID (z.B. Ibuprofen) Metamizol (nach sorgfältiger Nutzen-Risiko-Abwägung) nicht-medikamentöse Maßnahmen wie Kühlung, Entlastung und weitere physikalische Therapie, außerdem psychologische/psychotherapeutische Unterstützung, Schmerzbewältigungsstrategien und Entspannungsverfahren	Kombinationstherapie mit protektiven Arzneimitteln, z. B. PPI Kontrolle auf Magen-Darm-Ulzera, GI-Blutungen (Anamnese, Labor [Blutbild – z. B. alle 3 Monate]) Kontrolle der Nierenfunktion (Serum-Kreatinin, Kreatinin-Clearance [z.B. dreimonatlich], Serum-Elektrolyte [Kalium], Überwachung des Flüssigkeitshaushaltes) Kontrolle des Blutdrucks Kontrolle der Herzinsuffizienz (Kontrolle des Körpergewichtes [z. B. wöchentlich], auf Beinödeme, Luftnot und der Kreislauf-Parameter) Dosisanpassung bzw. Dosisreduktion (Halbierung der Dosis, max. 150 mg/d) Anwendungsdauer max. 2 Wochen, wenn nicht zwingende Gründe für eine Langzeittherapie vorliegen, dann mit entsprechenden Kontrollen	GI-Trakt: Magen- oder Darmulzera (mit und ohne Blutungen), sowie (chronisch) entzündliche Darmerkrankungen Herz-Kreislauf-Erkrankungen: Hypertonie, Herzinsuffizienz (NYHA III-IV) schwere Leberfunktionsstörung schwere Nierenfunktionsstörung, Niereninsuffizienz klinisch relevante Blutungen (z. B. zerebrale Blutungen), hämorrhagische Diathesen (Blutungsneigung) kardiochirurgische By-Pass-Operationen (Vorsicht bei) COPD

Tabelle 21: Potenziell inadäquate Medikation für ältere Patienten (PRISCUS-Liste - Kurzfassung) [122]

Arzneimittel	Wesentliche Bedenken (Auswahl)	Mögliche Therapie-Alternativen	Maßnahmen, falls das Arzneimittel trotzdem verwendet werden soll:
Analgetika, Antiphlogistika			
NSAID - Indometacin - Acemetacin* - Ketoprofen* - Piroxicam - Meloxicam* - Phenylbutazon - Etoricoxib	- sehr hohes Risiko für gastrointestinale Blutungen, Ulzerationen oder Perforationen, auch mit letalem Ausgang - Indometacin: Zentralnervöse Störungen - Phenylbutazon: Blutdyskrasie - Etoricoxib: kardiovaskuläre Kontraindikationen	- Paracetamol - (schwach wirksame) Opioide (Tramadol, Codein) - ggf. schwächere NSAID (z.B. Ibuprofen)	- Kombinationstherapie mit protektiven Arzneimitteln, z. B. PPI - Kontrolle auf Magen-Darm-Ulzera und -Blutungen - Kontrolle Nierenfunktion - Kontrolle Herz-Kreislauffunktion (Blutdruck, Herzinsuffizienz-Zeichen) - Dosierungsempfehlung: möglichst kurze Therapiedauer - Phenylbutazon: zusätzlich Blutbild-Kontrolle
Opioid-Analgetika: Pethidin	- erhöhtes Risiko für Delir und Stürze	- Paracetamol - andere Opioide (mit geringerem Delirrisiko, z.B. Tilidin/Naloxon, Morphin, Oxycodon, Buprenorphin, Hydromorphon) - ggf. schwächere NSAID (z.B. Ibuprofen)	- klinische Kontrolle (ZNS-Funktion, Sturzneigung, Kreislauf-Kontrolle) - Kontrolle Nierenfunktion - Dosierungsempfehlung: niedrige Initialdosis, langsame Dosissteigerung, möglichst kurze Therapiedauer
Antiarrhythmika			
Chinidin*	- zentralnervöse UAW - erhöhte Mortalitätsrate - Chinidin plus Verapamil: für Patienten älter als 75 Jahre nicht empfohlen	- Beta-Blocker - Verapamil - Diltiazem - Amiodaron - Defibrillator-Implantation	- Kontrolle zentralnervöse Verträglichkeit - Kontrolle Herz-Kreislauffunktion (Proarrhythmie, QT_c-Dauer) - Kontrolle Nierenfunktion
Flecainid*	- allgemein höhere Nebenwirkungsrate	- Beta-Blocker - Amiodaron	- Kontrolle zentralnervöse Verträglichkeit (z. B. Schwindel, Kognition) - Kontrolle Herz-Kreislauffunktion - Kontrolle Nierenfunktion (Dosisanpassung)
Sotalol*	- Beta-Blocker mit zusätzlich antiarrhythmischer Wirkung	- kardioselektive Beta-Blocker (z. B. Metoprolol, Bisoprolol, Carvedilol) - Amiodaron - Propafenon (je nach Art der Arrythmie)	- Kontrolle Herz-Kreislauffunktion - Kontrolle Nierenfunktion (Dosisanpassung) - Kontrolle Lungenfunktion - Dosierungsempfehlung: 1/2 bis 1/3 der üblichen Dosis, einschleichend dosieren
Digoxin Acetyldigoxin* Metildigoxin*	- erhöhte Glykosid-Empfindlichkeit (Frauen > Männer) - erhöhtes Toxizitätsrisiko	- bei Tachykardie/Vorhofflimmern: Beta-Blocker - bei Herzinsuffizienz: Diuretika, ACE-Hemmer etc. - Digitoxin besitzt möglicherweise geringere Toxizitätsrate	- Kontrolle Nierenfunktion (Dosisanpassung) - Kontrolle Herz-Kreislauffunktion - Therapeutisches Drug Monitoring - altersangepasste Erhaltungsdosis

Antibiotika		
Nitrofurantoin	- ungünstiges Nutzen-Risiko-Verhältnis, insbesondere bei Langzeitgebrauch (pulmonale UAW, Leberschädigungen etc.)	- andere Antibiotika (z. B. Cephalosporine, Cotrimoxazol, Trimethoprim - möglichst nach Antibiogramm) - nicht-medikamentöse Maßnahmen: vermehrte Flüssigkeitsaufnahme, Inkontinenzhilfen	- Kontrolle Nierenfunktion - Kontrolle Lungenfunktion - Kontrolle Leberfunktion
Anticholinergika			
Antihistaminika: - Hydroxyzin - Clemastin* - Dimetinden* - Chlorphenamin - Triprolidin	- anticholinerge Nebenwirkungen (z. B. Obstipation, Mundtrockenheit) - kognitive Leistungsabnahme - EKG-Veränderungen (QT-Verlängerungen)	- nicht-sedierende / nicht-anticholinerg wirkende Antihistaminika (z. B. Cetirizin, Loratadin, Desloratidin)	- klinische Kontrolle der Verträglichkeit (anticholinerge Effekte) - Kontrolle ZNS-Funktionen - EKG
Urologische Spasmolytika: - Oxybutynin (nicht-retardiert und retardiert) - Tolterodin (nicht-retardiert) - Solifenacin	- anticholinerge Nebenwirkungen (z. B. Obstipation, Mundtrockenheit, ZNS) - EKG-Veränderungen (QT-Verlängerung)	- Trospium - nicht-medikamentöse Therapien (Beckenbodengymnastik, Physio- und Verhaltenstherapie)	- klinische Kontrolle der Verträglichkeit (anticholinerge Effekte) - Kontrolle ZNS-Funktionen - EKG
Thrombozytenaggregationshemmer			
Ticlopidin	- Blutbildveränderungen	- ASS - Clopidogrel	- Blutbild-Kontrolle (Leukozyten, Thrombozyten)
Prasugrel*	- ungünstiges Nutzen-Risiko-Verhältnis, insbesondere für Patienten ≥ 75 Jahren	- ASS - Clopidogrel	
Antidepressiva			
Trizyklische Antidepressiva: - Amitriptylin - Doxepin - Imipramin - Clomipramin - Maprotilin - Trimipramin	- periphere anticholinerge UAW (z. B. Obstipation, Mundtrockenheit, orthostatische Dysregulation, kardiale Arrhythmien) - zentrale anticholinerge UAW (Benommenheit, innere Unruhe, Verwirrtheitszustände und andere delirante Syndrome) - kognitive Defizite - erhöhtes Sturzrisiko	- SSRI (z. B. Citalopram, Sertralin) - Mirtazapin - nicht-medikamentöse Therapien (ggf. verhaltenstherapeutische Verfahren)	- Kontrolle auf anticholinerge UAW, zusätzlich - Suizidalität - Sturzrisiko bewerten - EKG-Kontrolle - bei Intoxikationsgefahr evtl. therapeutisches Drug-Monitoring - Dosierungsempfehlung: Hälfte der üblichen Tagesdosis, einschleichend dosieren
SSRI: - Fluoxetin	- zentralnervöse UAW (Übelkeit, Schlafstörungen, Schwindel, Verwirrtheit) - Hyponatriämie	- andere SSRI (z. B. Sertralin, Citalopram) - Trazodon - Mirtazapin - nicht-medikamentöse Therapien (z. B. verhaltenstherapeutische Verfahren)	- klinische Kontrolle ZNS-Funktion - Kontrolle Nierenfunktion/Serum-Elektrolyte

Wirkstoff	UAW	Alternativen	Monitoring/Empfehlung
MAO-Hemmer: - Tranylcypromin*	- irreversibler MAO-Hemmer: Blutdruckkrisen, Hirnblutungen - maligne Hyperthermie	- SSRI (außer Fluoxetin) - nicht-medikamentöse Therapien (z. B. verhaltenstherapeutische Verfahren)	- Kontrolle der Herz-Kreislauffunktion - klinische Kontrolle der Verträglichkeit
Antiemetika			
Dimenhydrinat	- anticholinerge UAW	- Domperidon - Metoclopramid (cave: extrapyramidale Symptome)	- Kontrolle auf anticholinerge UAW - Sturzrisiko bewerten
Antihypertensiva, kardiovaskuläre Arzneimittel			
Clonidin	- Hypotension - Bradykardie - Synkope - zentralnervöse UAW (Sedierung, Verschlechterung der Kognition)	- andere Antihypertensiva: z. B. ACE-Hemmer, AT1-Blocker, (Thiazid-)Diuretika, Beta-Blocker, Calcium-Antagonisten (langwirksame, peripher wirkende)	- Kontrolle Herz-Kreislauffunktion - Kontrolle von ZNS-Wirkungen - Dosierungsempfehlung: niedrige Initialdosis, Halbierung der üblichen Dosis, ein- und ausschleichend dosieren
Alpha-Blocker - Doxazosin - Prazosin - Terazosin (als Antihypertensivum)	- Hypotension (lageabhängig) - Mundtrockenheit - Harninkontinenz/Miktionsstörung - zentralnervöse UAW (z. B. Schwindel, Benommenheit, Somnolenz) - erhöhtes Risiko für zerebro- und kardiovaskuläre Erkrankungen	s. Clonidin	- Kontrolle Herz-Kreislauffunktion - Kontrolle von ZNS-Wirkungen - klinische Kontrolle auf weitere UAW (z. B.: Miktionsstörungen) - Dosierungsempfehlung: s. Clonidin
Methyldopa	- Hypotension (orthostatisch) - Bradykardie - Sedierung	s. Clonidin	- Kontrolle Herz-Kreislauffunktion - Dosierungsempfehlung: s. Clonidin
Reserpin	- Hypotension (orthostatisch) - ZNS-Effekte (Sedierung, Depression)	s. Clonidin	- Kontrolle Herz-Kreislauffunktion - Dosierungsempfehlung: s. Clonidin
Calcium-Kanal-Blocker - Nifedipin (nicht-retardiert)	- kurzwirksames Nifedipin: erhöhtes Myokardinfarktrisiko, erhöhte Sterblichkeit bei älteren Patienten	s. Clonidin	- Kontrolle Herz-Kreislauffunktion - Monitoring auf periphere Ödeme - Dosierungsempfehlung: s. Clonidin
Neuroleptika			
Klassische Neuroleptika - Thioridazin - Fluphenazin - Levomepromazin - Perphenazin - Haloperidol* (> 2 mg)	- anticholinerge und extrapyramidale UAW (Spätdyskinesien) - Parkinsonismus - Hypotonien - Sedierung - Sturzgefahr - erhöhte Sterblichkeit bei Patienten mit Demenz	- atypische Neuroleptika (z. B. Risperidon) mit günstigem Nutzen-Risiko-Profil - Melperon - Pipamperon - Haloperidol: bei akuter Psychose ist eine Kurzzeitanwendung (< 3 Tage) in hoher Dosis mitunter nicht zu vermeiden	- klinische Kontrolle der Verträglichkeit (insbesondere anticholinerge und extrapyramidale UAW) - Sturzanamnese - neurologische und kognitive Leistungen (z. B. Parkinsonsyndrom) - Kontrolle Herz-Kreislauffunktion (Hypotonie, EKG / QT-Intervall)

Atypische Neuroleptika - Olanzapin (> 10 mg) - Clozapin	- s. Thioridazin - weniger extrapyramidale UAW - Clozapin: erhöhtes Agranulozytose- und Myokarditis-Risiko	- s. Thioridazin	- s. Thioridazin - Clozapin: Blutbildkontrolle
Ergotamin und -Derivate			
Ergotamin Dihydroergocryptin Dihydroergotoxin	- ungünstiges Nutzen-Risiko-Verhältnis	- Ergotamin: Indikation Migräne: Triptane (Sumatriptan) - Dihydroergocryptin: andere Parkinson-Medikamente	- Beachtung spezifischer UAW - Kontrolle Herz-Kreislauffunktion
Laxantien			
Dickflüssiges Paraffin	- bei Aspiration pulmonale UAW	- osmotisch wirksame Laxantien: Macrogol, Lactulose	
Muskelrelaxantien			
Baclofen Tetrazepam	- ZNS-Effekte: Amnesie, Verwirrtheit, Sturz	- Tolperison - Tizanidin - Physiotherapie - Tetrazepam: kurz-/mittellang wirksame Benzodiazepine in niedriger Dosierung	- regelmäßige Kontrollen der motorischen und kognitiven Funktionen (z. B. Vigilanz, Gangsicherheit)
Sedativa, Hypnotika			
Langwirksame Benzodiazepine: - Chlordiazepoxid - Diazepam - Flurazepam - Dikaliumclorazepat - Bromazepam - Prazepam - Clobazam - Nitrazepam - Flunitrazepam - Medazepam*	- Sturzgefahr (muskelrelaxierende Wirkung) mit erhöhtem Hüftfrakturrisiko - verzögertes Reaktionsvermögens - psychiatrische Reaktionen (auch paradox: z. B. Unruhe, Reizbarkeit, Halluzinationen, Psychose) - kognitive Funktionseinschränkungen - Depression	- kurz/kürzer wirksame Benzodiazepine, Zolpidem, Zopiclon, Zaleplon in niedriger Dosierung - Opipramol - sedierende Antidepressiva (z.B. Mirtazapin) - niederpotente Neuroleptika (z.B. Melperon, Pipamperon)	- klinische Kontrolle der Verträglichkeit (Kognition, Vigilanz, regelmäßige Sturzanamnese, Untersuchung der Gangsicherheit, Psychopathologie, Ataxie) - Dosierungsempfehlung: niedrigst mögliche Dosis bis Halbierung der üblichen Dosis, einund ausschleichend dosieren, möglichst kurze Therapiedauer
Kurz- und mittellang wirksame Benzodiazepine: - Alprazolam - Temazepam - Triazolam - Lorazepam (>2 mg/d) - Oxazepam (> 60 mg/d) - Lormetazepam (> 0.5 mg/d) - Brotizolam* (> 0.125 mg/d)	- s. langwirksame Benzodiazepine	- Baldrian - sedierende Antidepressiva (Trazodon, Mianserin, Mirtazapin) - Zolpidem (≤ 5 mg/d) - Opipramol - niederpotente Neuroleptika (Melperon, Pipamperon) - nicht-medikamentöse Therapie der Schlafstörungen (Schlafhygiene)	- s. langwirksame Benzodiazepine

Z-Substanzen: - Zolpidem (> 5 mg/d) - Zopiclon (> 3.75 mg/d) - Zaleplon* (> 5 mg/d)	- Sturzgefahr, erhöhtes Hüftfraktur-Risiko - verzögertes Reaktionsvermögens - psychiatrische Reaktionen (auch paradox: z. B. Unruhe, Reizbarkeit, Halluzinationen, Psychose) - kognitive Funktionseinschränkungen	-	- s. kurz- und mittellang wirksame Benzodiazepine
Doxylamin Diphenhydramin	- anticholinerge Effekte - Schwindel - EKG-Veränderungen	-	- s. kurz- und mittellang wirksame Benzodiazepine - zusätzliche Kontrolle auf anticholinerge UAW - EKG
Chloralhydrat*	- Schwindel - EKG-Veränderungen	-	- s. langwirksame Benzodiazepine - EKG
Antidementiva, Vasodilatatoren, durchblutungsfördernde Mittel			
Pentoxifyllin Naftidrofuryl Nicergolin Piracetam	- kein sicherer Wirksamkeitsnachweis/ ungünstiges Nutzen-Risiko-Verhältnis	- zur medikamentösen Behandlung einer Demenz vom Alzheimer-Typ: Acetylcholinesterase-Hemmer, Memantin	
Antiepileptika			
Phenobarbital*	- Sedierung - paradoxe Erregungszustände	- andere Antiepileptika: Lamotrigin, Valproinsäure, Levetiracetam, Gabapentin	- klinische Kontrolle der Verträglichkeit (Untersuchung der Gangsicherheit, Koordination, Psychopathologie) - Therapeutisches Drug Monitoring - Dosierungsempfehlung: niedrigst mögliche Dosis, bis Halbierung der üblichen Dosierung, einschleichend dosieren

Legende:
* - Arzneimittel, die von keiner der vier analysierten Arbeiten [17, 77, 147, 165] als PIM benannt wurden.

5. Diskussion

5.1 Entwicklung der PRISCUS-Liste potenziell inadäquater Medikamente für Ältere

Bestimmte Arzneimittel gelten für ältere Patienten aufgrund ihrer pharmakologischen Wirkung und/oder möglichen Nebenwirkungen als potenziell inadäquat [146]. Bisherige internationale Listen möglicherweise ungeeigneter Medikamente sind u. a. aufgrund von Unterschieden im Verschreibungsverhalten und anderer auf dem Markt befindlicher Arzneimittel nur sehr begrenzt auf Deutschland übertragbar. Daraus ergab sich die Notwendigkeit der Erstellung einer eigenen deutschen Liste potenziell inadäquater Medikamente, die vom Bundesministerium für Gesundheit im „Aktionsplan 2008/2009 zur Verbesserung der Arzneimitteltherapiesicherheit (AMTS) in Deutschland" [37] ebenso wie vom Sachverständigenrat zur Begutachtung der Entwicklung im Gesundheitswesen [208] gefordert wurde.

Die im Delphi-Verfahren entwickelte PRISCUS-Liste umfasst 83 für ältere Menschen potenziell ungeeignete Arzneimittel. Einige der 83 Arzneistoffe wurden ausschließlich in bestimmten Dosierungen oder speziellen Arzneiformen von der Expertengruppe als potenziell inadäquat bewertet. Da das Ziel dieser Arbeit nicht eine reine Auflistung der ungeeigneten Arzneimittel war („Schwarz-Weiß" Schema), beinhaltet die PRISCUS-Liste außerdem Therapiealternativen medikamentöser und nicht-medikamentöser Art. Für den Fall, dass die Verordnung eines potenziell inadäquaten Medikamentes, z. B. mangels geeigneter Alternativen, nicht vermieden werden kann, führt die PRISCUS-Liste Empfehlungen für die klinische Praxis im Hinblick auf Monitoring-Parameter oder Dosisanpassungen auf, um das Risiko möglicher Nebenwirkungen zu reduzieren. Besonders kritische Komorbiditäten, bei denen die Verschreibung der Arzneimittel unbedingt vermieden werden sollte, werden zusätzlich benannt.

Im Rahmen des Delphi-Verfahrens zur Erstellung der PRISCUS-Liste wurden bereits in der ersten Befragungsrunde drei Viertel der insgesamt 83 potenziell inadäquaten Medikamente als möglicherweise ungeeignet für ältere Patienten bewertet. Ein

Beispiel dafür sind die Analgetika Indometacin und Phenylbutazon. Bei den meisten dieser Arzneistoffe besteht ein hoher Grad an Evidenz für ihre Nicht-Eignung bei älteren Patienten [31, 91, 115, 143, 179]. In den Fachinformationen der pharmazeutischen Hersteller dieser Arzneistoffe wird außerdem auf ihr hohes potenzielles Risiko bei älteren Patienten hingewiesen [63, 69]. Andere Wirkstoffe wurden erst in der zweiten Befragungsrunde als potenziell inadäquat bewertet. Ein Beispiel dafür sind die Antiarrhythmika Flecainid, Sotalol und Digoxin. Hier bestanden Zweifel an der Evidenz für ein erhöhtes Risiko im Alter und/oder ein Mangel an verfügbaren Alternativen. Für die Arzneistoffe Flecainid und Sotalol war die Evidenz im Vergleich zu den oben genannten Analgetika geringer [2, 121]. Keiner dieser beiden Arzneistoffe befindet sich auf einer der vier analysierten Listen potenziell inadäquater Medikamente [17, 77, 144, 165]. Sie sind aber beide in den USA, in Kanada und in Frankreich im Handel [166].

Digoxin befindet sich u. a. aufgrund seines hohen UAW-Risikos sowohl auf der PRISCUS-Liste als auch auf drei der vier untersuchten Listen potenziell inadäquater Medikamente für Ältere [17, 77, 144]. Für Digoxin als potenziell inadäquates Arzneimittel besteht bei diesen drei Listen im Unterschied zur PRISCUS-Liste eine Dosiseinschränkung (> 0,125 mg/d) [17, 77, 144]. Beers [17] und Fick et al. [77] erweiterten die Ausnahme noch auf eine Indikation („Behandlungen von Vorhofarrhythmien"). Ein weiteres Digitalisglykosid, Digitoxin, wurde von der PRISCUS-Expertengruppe nicht als potenziell inadäquat beurteilt. Die Entscheidung der PRISCUS-Expertengruppe Digoxin und dessen Derivate Acetyldigoxin und Metildigoxin als „PIM" und Digitoxin als „Nicht-PIM" zu bewerten, fiel erst in der zweiten Befragungsrunde und kann auch dort als recht knapp angesehen werden. Die 95 %-Konfidenzintervalle von Digoxin und Derivaten bzw. Digitoxin betrugen nach der ersten Befragungsrunde 2,26–3,43 bzw. 2,83–3,91. In der zweiten Befragungsrunde wurden Digoxin und Derivate von den Experten mit einem 95 %-Konfidenzintervall von 2,03–2,97 gerade noch als potenziell inadäquat beurteilt, Digitoxin hingegen mit einem 95 %-Konfidenzintervall von 3,14–3,95 knapp als „Nicht-PIM" mit einem vergleichbaren Risiko für jüngere und ältere Menschen. Diese Expertenbewertung ist möglicherweise mit der geringeren renalen Ausscheidung des Digitoxins (ca. 60 %, davon die Hälfte als konjugierte Metabolite) im Vergleich zu Digoxin (ca. 80 %) und mit der aufgrund der im Alter häufig eingeschränkten Nierenfunktion verbundenen Kumulationsgefahr bei Digoxin-Anwendung zu

begründen [60, 66, 70]. Roever et al. ermittelten in einer retrospektiven Analyse eine niedrigere Toxizitätsrate bei älteren hospitalisierten Patienten mit Digitoxin-Therapie als bei Patienten mit Digoxin-Behandlung [203]. Es muss aber berücksichtigt werden, dass dem eine Verlängerung der Digitoxin-Halbwertszeit von bis zu 25 Tagen besonders bei hochaltrigen Patienten gegenübersteht [26]. Aufgrund erhöhter Plasmaspiegel und der im Alter allgemein erhöhten Glykosidempfindlichkeit besteht für alle Digitalisglykoside ein erhöhtes UAW-Risiko. Deshalb sollte auch bei Digitoxin neben der Beachtung einer möglichen verlängerten Halbwertszeit die Dosierung bei älteren Patienten und bei Patienten mit geringem Körpergewicht unbedingt reduziert werden [120]. Eine körpergewichtsbezogene Dosisanpassung ist insbesondere bei älteren Frauen mit geringem Körpergewicht entscheidend, die diese besonders häufig von Digitoxin-assoziierten unerwünschten Arzneimittelwirkungen betroffen sind [212]. Zusätzlich ist bei den Digitalisglykosiden das hohe Interaktionspotenzial zu berücksichtigen. Viele Studien zu Digitalisglykosiden stammen aus dem anglo-amerikanischen Raum und berücksichtigen meist nur Digoxin [10, 153, 199]. Die Studienergebnisse können aber aufgrund des gleichen Wirkmechanismus und der damit verbundenen Vergleichbarkeit des therapeutischen Effektes auf alle Digitalis-glykoside angewendet werden [212]. Am Beispiel der Digitalisglykoside lassen sich erste Grenzen des Delphi-Verfahrens erkennen. Möglicherweise war es nicht die Absicht einzelner Experten Digitoxin mit seinen ebenfalls vorhandenen UAW-Risiken als „Nicht-PIM" zu bewerten. Durch Konsensbildung kann es aber zu knappen Entscheidungen kommen, die, wie bereits unter 1.5 beschrieben, nicht immer gleichbedeutend mit der „richtigen" Antwort sein müssen (vgl. 1.5 und 5.3.1) [130].
Einige Arzneimittel der PRISCUS-Liste, z. B. die Benzodiazepine Lorazepam und Lormetazepam, wurden erst durch die Aufteilung nach Dosis in der hohen Dosierung als potenziell inadäquat beurteilt (Lorazepam > 2 mg/d, Lormetazepam > 0,5 mg/d). Für die Benzodiazepine in der jeweils niedrigeren Dosierung erfolgte keine eindeutige Bewertung durch die Expertengruppe. Sie befinden sich in der Gruppe der 46 Arzneimittel, für die auch nach der zweiten Befragungsrunde durch die multidisziplinäre Expertengruppe kein eindeutiges Ergebnis erzielt werden konnte (Fragliche PIM) (Tab. 33, eTab. 6). Die unterschiedliche Beurteilung der einzelnen Benzodiazepine durch die Experten verdeutlicht die nicht eindeutige und, bezogene auf einzelne Wirkstoffe der Benzodiazepin-Gruppe, unzureichende Studienlage.

Bisherige Untersuchungen zu UAW-Risiken, wie Sturz und Frakturen bei älteren Patienten, beziehen sich meist auf die gesamte Arzneistoffklasse der Benzodiazepine ohne Unterscheidung zwischen einzelnen Wirkstoffen. Unterteilungen werden in der Regel nur im Hinblick auf die Halbwertszeit der Benzodiazepine getroffen. Die so ermittelten Studienergebnisse stimmen nicht immer überein. Einige Studien berichten über ein höheres Sturz- und Hüftfrakturrisiko für ältere Nutzer langwirksamer Benzodiazepine [20, 58, 141, 196, 197, 198], andere über ein höheres Risiko bei Nutzung kurzwirksamer Benzodiazepine [152, 185, 253]. Obwohl einige Studien eine Abhängigkeit des Sturzrisikos von der Länge der Halbwertszeit ermitteln konnten, bestehen auch bei kurzwirksamen Benzodiazepinen erhebliche Risiken, z. B. nächtliche Stürze [185, 198]. Vor Einsatz eines Benzodiazepins ist somit festzustellen, um welche Art der Schlafstörung oder Beschwerden es sich bei dem jeweiligen Patienten handelt, um gegebenenfalls das Benzodiazepin mit dem besten Nutzen-Risiko-Profil für den Patienten auszuwählen. An dieser Stelle muss erwähnt werden, dass neben den Studien, die einen Zusammenhang zwischen UAW, z. B. Hüftfrakturen, und Benzodiazepin-Gebrauch zeigen [197, 215, 242], auch Studien vorhanden sind, bei denen kein signifikanter Zusammenhang festgestellt werden konnte [59, 187]. Neben der Halbwertszeit hat auch die Dosierung der Benzodiazepine einen Einfluss auf das UAW-Risiko. Studien konnten zeigen, dass das Sturzrisiko und das Risiko für Hüftfrakturen mit zunehmender Dosis ansteigt [196, 198]. Möglicherweise ist das Risiko für Verletzungen bei Benzodiazepin-Gebrauch abhängiger von der Dosis als von der Halbwertszeit des Benzodiazepins [243]. Bei Anwendung der empfohlenen bis höheren Dosen haben ältere Benzodiazepin-Nutzer ein erhöhtes Risiko für die Entwicklung kognitiver und körperlicher Beeinträchtigungen [84, 96, 109]. Studienergebnisse zu einzelnen Benzodiazepinen, wie Lorazepam, weisen unterschiedlich hohe UAW-Risiken auf. Neutel et al. konnten im Rahmen einer prospektiven Kohortenstudie zeigen, dass Lorazepam-Nutzer im Vergleich zu Flurazepam- und Triazolam-Nutzern ein niedrigeres Sturzrisiko aufwiesen [175]. In einer Fall-Kontroll-Studie konnte hingegen nur bei Lorazepam ein signifikanter Zusammenhang mit einem erhöhten Hüftfrakturrisiko ermittelt werden [187]. Obwohl die Studienlage zu Benzodiazepinen im Hinblick auf ihr Nebenwirkungsrisiko bei älteren Patienten in Abhängigkeit der Halbwertszeit, der Dosis und der Anwendungsdauer nicht eindeutig ist, weisen auch die kurzwirksamen Benzodiazepine in niedriger Dosierung ein mögliches Risiko, z. B. die Abnahme der alltäglichen Aktivitäten [97], auf. Ihre Anwendung benötigt ebenfalls erhöhte Aufmerksamkeit und individuelle Nutzen-Risiko-Bewertungen, um potenzielle UAW-Risiken zu minimieren.

Oxybutynin wurde in der PRISCUS-Delphi-Befragung sowohl in der retardierten als auch in der nicht-retardierten Freisetzungsform als potenziell inadäquat beurteilt und aus diesem Grund als zwei Arzneimittel gewertet. Die Studienlage bei Oxybutynin bezogen auf Retardierung bzw. Nicht-Retardierung ist nicht eindeutig. Es gibt Untersuchungen, die den retardierten Oxybutynin-Präparaten ein geringeres Nebenwirkungsrisiko zuordenen [5, 55], aber auch Studien, die keinen signifikanten Unterschied, z. B. bezüglich der Nebenwirkung Mundtrockenheit, ermitteln konnten [251]. Im Gegensatz zu Fick et al. [77], die Oxybutynin nur in der schnellfreisetzenden Form als potenziell inadäquat beschrieben haben, nahmen Beers [17] und Laroche et al. [144] in diesem Fall keine Unterteilung nach Freisetzungsart vor.

Nifedipin wurde, wie auch von den Expertengruppen bei Fick et al. [77] und Laroche et al. [144], von der PRISCUS-Gruppe, möglicherweise in Anlehnung an die internationalen Listen, nur in der schnellfreisetzenden Form als potenziell inadäquat beurteilt. Pahor et al. ermittelten einen Zusammenhang zwischen der Anwendung von kurzwirksamen Nifedipin und einem verringerten Überleben älterer hypertensiver Patienten im Vergleich zu Beta-Blockern [184].

Die PRISCUS-Experten bewerteten ebenso wie die Experten von Beers [17], Fick et al. [77] und Laroche et al. [144] die Arzneistoffe Oxazepam, Lormetazepam, Zolpidem und Zopiclon mit den gleichen Dosiseinschränkungen als potenziell inadäquat für Ältere. Lorazepam beurteilte die PRISCUS-Expertengruppe schon ab einer Dosierung > 2 mg als potenziell ungeeignet, wohingegen in den vier untersuchten Arbeiten [17, 77, 144, 165] eine Dosisgrenze von > 3 mg festgelegt wurde. Im Gegensatz zu den internationalen Expertengruppen [17, 77, 144] bewerteten die PRISCUS-Experten die Arzneistoffe Alprazolam, Temazepam, Fluoxetin und Digoxin ohne Dosiseinschränkung als potenziell inadäquat für ältere Patienten. Triazolam und Reserpin wurden von der PRISCUS-Gruppe ebenfalls ohne Einschränkung als potenziell inadäquat beurteilt, wohingegen diese beiden Arzneistoffe zum Teil nur mit Dosiseinschränkungen (Triazolam bei Beers [17], Fick et al. [77] und Laroche et al. [144], Reserpin bei Fick et al. [77]) und zum Teil ohne weitere Dosisbegrenzung (Triazolam bei McLeod et al. [165], Reserpin bei Beers [17] und Laroche et al. [144]) als möglicherweise ungeeignet für ältere Patienten bewertet wurden. Bei einigen potenziell inadäquat beurteilten Medikamenten waren die Experten der PRISCUS-Delphi-Befragung insgesamt strenger in der Bewertung und machten weniger Einschränkungen bezüglich Arzneiform, Dosierung und Komorbiditäten.

Prasugrel, ein Thrombozytenaggregationshemmer, wurde von den Experten nicht eindeutig bewertet. Aufgrund der Fachinformation des pharmazeutischen Herstellers („Einsatz von Prasugrel bei Patienten 75 Jahre und älter nicht empfohlen" [67]) wurde der Arzneistoff Prasugrel von der Projektgruppe [P. A. Thürmann, S. Schmiedl und S. Holt] als Vorsichtsmaßnahme abschließend als potenziell inadäquat für ältere Menschen eingestuft und auf der PRISCUS-Liste aufgeführt [67].

26 Arzneimittel wurden von der Expertengruppe mit einem vergleichbaren Risiko für jüngere und ältere Menschen bewertet (Tab. 32, eTab. 5). Eins dieser 26 Arzneimittel (Eisen(II)-Salze bzw. –sulfate in Dosierungen > 325 mg/d) befindet sich auf den Listen von Beers [17] und Fick et al. [77]. Im Rahmen der Literaturrecherche konnten keinerlei Hinweise für ein erhöhtes Risiko für ältere Menschen ermittelt werden.

5.2 Nutzen und Anwendung der PRISCUS-Liste

Als potenziell inadäquat bewertete Medikamente sollten bei entsprechender Validität der Listen mit einem erhöhten Auftreten von unerwünschten Arzneimittelwirkungen im Zusammenhang stehen. Die Vermeidung dieser Arzneimittel sollte zu einer Verringerung des Nebenwirkungsrisikos, der Häufigkeit von Krankenhausaufnahmen und/oder der Mortalität führen [76, 77, 86, 127, 183, 231, 237]. Analysen unter Berücksichtigung der vier qualitativ untersuchten Listen potenziell inadäquater Medikamente [17, 77, 144, 165] kamen zu unterschiedlichen Ergebnissen [u. a. 20, 127, 231]. Jano und Aparasu untersuchten in einem systematischen Review von 18 epidemiologischen Studien Zusammenhänge mit potenziell inadäquater Medikation bei älteren Patienten. Die Analyse der überwiegend aus den USA stammenden Studien mit 186 bis 487.383 älteren Menschen aus unterschiedlichen Populationen (selbstständig-lebende Ältere, Alten- und Pflegeheimbewohner, Krankenhauspatienten) zeigte einen Zusammenhang zwischen der Anwendung von potenziell inadäquaten Arzneimitteln und einem erhöhten Hospitalisierungsrisiko bei ambulanten Patienten [127]. Es besteht weiterhin eine Verbindung zwischen potenziell ungeeigneten Medikamenten und höheren Gesundheitskosten [127]. Die im Rahmen des Reviews untersuchten Studien nutzen die PIM-Kriterien nach Beers [16, 17, 77] und McLeod et al. [165]. Ein ähnliches Review wurde von Spinewine und Kollegen erarbeitet [231]. Einige der dabei betrachteten Studien zeigten einen Zusammenhang zwischen potenziell inadäquaten Medikamenten und Mortalität, Nutzung von Gesundheitsdiensten, unerwünschten Arzneimittelwirkungen, erhöhtem Hospitalisierungsrisiko und/oder Lebensqualität [u. a. 76, 135, 148]. Andere Studien konnten keinen entsprechenden Zusammenhang aufzeigen [u. a. 8, 111, 135, 145, 181, 182] [231]. Aktuelle Untersuchungen der letzten drei Jahre führten ebenfalls zu unterschiedlichen Ergebnissen. In einer Studie von Gallagher et al. trat die Anwendung inadäquater Arzneimittel bei älteren, akut kranken Patienten häufig auf und war mit Polypharmazie und Hospitalisierung assoziiert. 49 % der Patienten mit PIM-Verordnungen wurden mit unerwünschten Ereignissen durch diese Arzneimittel im Krankenhaus aufgenommen. 16 % aller Krankenhausaufnahmen standen mit diesen unerwünschten Ereignissen in direktem Zusammenhang [87]. Bei älteren Patienten (≥ 65 Jahre) mit Bewegungseinschränkungen wurde der Gebrauch potenziell inadäquater Medikamente als Risikofaktor für selbst-berichtete unerwünschte Arzneimittelereignisse identifiziert [46]. Landi und Kollegen ermittelten in ihrer Studie eine Assoziation zwischen dem PIM-Gebrauch und einer beeinträchtigten körperlichen Leistungsfähigkeit [142]. Berdot et al. konnten nachweisen, dass eine Verbindung zwischen der Nutzung potenziell inadäquater Medikamente und einem erhöhten Sturzrisiko bei älteren Patienten besteht [20]. In einer Untersuchung älterer internistischer Patienten gingen unerwünschte Arzneimittelereignisse mit möglicherweise ungeeigneter Medikation einher [216]. Eine Analyse von Lund et al. ergab jedoch keinen signifikanten Zusammenhang zwischen potenziell inadäquaten Arzneimitteln und unerwünschten Arzneimittelereignissen [159].

Zusammenfassend kann festgestellt werden, dass Evidenz für einen Zusammenhang zwischen potenziell inadäquater Medikation und unerwünschten Auswirkungen auf die Gesundheit älterer Menschen vorhanden ist [127]. Bei den Studien muss beachtet werden, dass sie auf lokalen Populationen oder „healthcare settings" basieren und ihre Ergebnisse dadurch nur begrenzt generalisierbar sind [86]. Derzeit fehlen randomisierte kontrollierte Studien, die einen Nutzen für die Patienten durch den Einsatz der Listen und Kriterien nachweisen können [86, 127].

Die Beziehung zwischen potenziell inadäquater Medikation und unerwünschten Arzneimittelereignissen ist außerdem von der Verordnungsprävalenz dieser Medikamente abhängig. In entsprechenden Untersuchungen variiert die Verordnungshäufigkeit von 5,8–50 %, je nach untersuchtem Patientenkollektiv, verwendeter Kriterien potenziell inadäquater Medikamente, landesspezifischen Arzneimittelmärkten und Verordnungsverhalten [7, 14, 20, 21, 27, 33, 44, 45, 52, 75, 76, 78, 87, 123, 126, 142, 147, 150, 159, 176, 181, 182, 189, 195, 207, 216, 219, 228, 238, 239, 261].

Die PRISCUS-Liste mit Medikationsempfehlungen ist als Hilfestellung und zur Unterstützung der Ärzte und Apotheker gedacht. Listen potenziell inadäquater Arzneimittel sind nicht als Vorschriften [17], sondern als Verordnungsleitfaden oder als Screening-Tool zu verstehen, um Risikopatienten und Problembereiche zu entdecken. Sie dienen nicht als einziges Kriterium für Verschreibungsqualität [237, 261]. Die Listen können als Hilfe und Unterstützung zur Optimierung der Arzneimitteltherapie älterer Patienten herangezogen werden. Eine individuelle Nutzen-Risiko-Bewertung, die verschiedene Aspekte wie Indikation nach definierter Diagnose, Schweregrad der Erkrankung, Präferenz des Patienten, Muster der Begleiterkrankungen und Begleitumstände, Funktionalität, zeitlicher Erwartungshorizont der Therapie, verbleibende Lebenserwartung und das Risikopotenzial für spezielle unerwünschte Arzneimittelwirkungen umfasst, ist bei jedem Patienten notwendig [39]. Die PRISCUS-Liste beansprucht nicht das Recht auf Vollständigkeit und ersetzt keinesfalls eine auf den einzelnen Patienten bezogene Nutzen-Risiko-Abwägung. Sie ist mehr als ein generelles Instrument zu verstehen und kann, wie auch die anderen Listen potenziell inadäquater Medikamente, nicht auf die Bedürfnisse eines einzelnen Patienten eingehen [146]. Die PRISCUS-Liste soll vielmehr auf die Bedürfnisse der Gruppe der älteren Menschen und auf die Besonderheiten der Arzneimitteltherapie im Alter aufmerksam machen und sensibilisieren.

Die Anwendung der potenziell inadäquaten Arzneimittel der PRISCUS-Liste kann unter speziellen Umständen, z. B. bei Unverträglichkeit der therapeutischen Alternativen oder bei möglichen Interaktionen, durchaus notwendig sein [75]. Für diesen Fall beinhaltet die PRISCUS-Liste, im Gegensatz zu den anderen PIM-Listen [17, 77, 144, 165], Empfehlungen zur Reduktion des potenziellen Nebenwirkungsrisikos, wie Monitoring-Parameter oder Dosierungsanpassungen. Diese Aspekte sind neben der Auswahl des geeigneten Medikamentes bei der Arzneimitteltherapie im Alter sehr wichtig, um das bei älteren Menschen aufgrund der Multimorbidität, der Polypharmazie und den altersabhängigen Veränderungen der Pharmakokinetik und Pharmakodynamik erhöhte Risiko unerwünschter Arzneimittelereignisse zu reduzieren [248]. Aus diesem Grund sollten die Hinweise zu Monitoring-Parametern und Dosierungen möglichst konkret bzw. konkreter als in den jeweiligen Fachinformationen der pharmazeutischen Hersteller gestaltet werden. Ein Beispiel dafür ist die Kontrolle der Nierenfunktion bei Indometacin-Gebrauch, die nach Fachinformation [69] bei längerdauernder Gabe regelmäßig überprüft werden soll. Die Fachinformation gibt aber keine Hinweise in welcher Form dies erfolgen soll. Die PRISCUS-Liste setzt hier an und gibt entsprechende Empfehlungen der Experten wieder: Bestimmung des Serum-Kreatinin bzw. der Kreatinin-Clearance (z. B. alle drei Monate), Kontrolle der Serum-Elektrolyte, insbesondere Kalium (Tab. 20 und 21, eTab. 8). Ein weiteres Beispiel ist die Dosierungsangabe bei Clonidin. Sofern die Anwendung von Clonidin beim älteren Patienten unbedingt notwendig ist, sollte nach Empfehlung der Expertengruppe ein- und ausschleichend therapiert und nur die Hälfte der üblichen Erwachsenendosis eingesetzt werden (Tab. 21, eTab. 8). Die Fachinformation empfiehlt ebenfalls eine ein- und ausschleichende Therapie, gibt aber zur Dosierung nur den Hinweis, dass bei Patienten über 65 Jahre generell eine vorsichtige, langsame Blutdrucksenkung erfolgen und die Therapie mit einer niedrigen Dosis starten sollte [65].

Es ist zu beachten, dass die Gruppe der älteren Menschen sehr heterogen ist. Nach Burkhardt und Wehling werden als ältere Patienten in der Regel Patienten über 65 Jahre bezeichnet [39]. In dieser Arbeit wurde in Anlehnung an verschiedene Arbeiten die untere Altersgrenze bei 65 Jahren festgelegt [17, 77, 89, 127]. Diese Altersgrenze kann aber nur orientierenden Charakter haben, da, wie bereits unter 1.3 beschrieben, die physiologischen und funktionellen Veränderungen bei älteren Menschen unterschiedlich stark ausgeprägt sein können. Es können auch jüngere Menschen von Multimorbidität, Polypharmazie, potenziell inadäquater Medikation und einem erhöhten UAW-Risiko betroffen sein. Bei der Definition „älterer Patient" ist zu beachten, dass sie nicht mit „geriatrischer Patient" gleichgesetzt wird [22]. Nach Sieber und Borchelt zeichnen sich geriatrische Patienten durch das Vorliegen geriatrietypischer Multimorbidität und höherem Lebensalter aus, oder es sind Patienten 80 Jahre und älter mit alterstypisch erhöhter Vulnerabilität [29, 225] (vgl. 1.2.1). Eine einheitliche Definition in der Literatur für „ältere Patienten" gibt es zum jetzigen Zeitpunkt nicht.

Die PRISCUS-Liste kann neben der direkten Anwendung bei der Arzneimitteltherapie älterer Patienten auch für wissenschaftliche Projekte genutzt werden. Listen potenziell inadäquater Medikamente können für die Entwicklung von Präventionsstrategien und Leitlinien multimorbider Patienten verwendet und in diesen Handlungsempfehlungen aufgenommen werden [220]. Zum Beispiel könnte die PRISCUS-Liste in die Hessische Leitlinie Geriatrie [155] oder auch in ein Hausärztliches Assessment [89], wie das STEP-Assessment [131], integriert werden. Die Anwendung bei regulatorischen Institutionen und Behörden ist ebenso denkbar, wie die Nutzung zur Analyse von Krankenkassendaten [75].

Die Einbindung der PRISCUS-Liste in elektronische Verordnungssysteme, z. B. in Apotheken-Software oder ärztliche genutzte CPOE- und CDSS-Systeme [210], ist ebenfalls möglich[7]. Eine amerikanische Studie zeigte, dass die Implementierung der „Beers-Liste" nach Fick et al. [77] in ein elektronisches Verordnungssystem zu einem signifikanten Rückgang der Verschreibungen potenziell inadäquater Arzneimittel führt [164]. Ähnliches wäre auch für die PRISCUS-Liste denkbar. Eine Integration potenziell inadäquater Medikamente in das Datenmodul CAVE innerhalb der ABDA-Datenbank [226] würde sich ebenfalls anbieten [220]. Hierdurch könnten nach Meinung von Schwalbe et al. Offizin-Apotheker auf breiter Ebene noch stärker zur Optimierung der Arzneimitteltherapie geriatrischer Patienten beitragen [220].

Entscheidend ist nicht nur die Nutzung der Auflistung der potenziell inadäquaten Medikamente, sondern auch die Beachtung der Hinweise und Empfehlungen der deutschen Liste bezüglich Monitoring-Parameter, Dosierungsempfehlungen und zu vermeidenden Komorbiditäten bei den einzelnen Patienten. Denn neben der Nutzung ungeeigneter Arzneimittel und deren Auswirkungen sollten auch immer ungeeignete Verschreibungspraktiken mit entsprechendem UAW-Risiko beachtet werden, wie z. B. der Verordnung zu hoher Dosen, Arzneimittelwechselwirkungen und Drug-Disease Interactions [146]. Der Patient muss dabei immer umfassend betrachtet werden. Bei

---

[7] Nach Veröffentlichung der PRISCUS-Liste potenziell inadäquater Medikamente für ältere Menschen im Deutschen Ärzteblatt 2010 [122] wurde die Liste bereits in die Verordnungssyteme einzelner Kliniken und in frei zugängliche Praxis-Verordnungssystemen (z. B. gnuMED) integriert.

der Therapieauswahl sind seine Lebenserwartung, die Lebensqualität [146], seine funktionellen und kognitiven Fähigkeiten und seine Präferenzen und Erwartungen zu berücksichtigen. An dieser Stelle ist auf die Nutzung entsprechender geriatrischer Assessments, wie z. B. dem STEP-Assessment [131], hinzuweisen [29, 224].

5.3 Validität und Limitationen der PRISCUS-Liste

Bei der Delphi-Befragung zur Erstellung einer Liste potenziell inadäquater Medikamente sind die Experten besonders entscheidend. Die Expertengruppe zur Entwicklung der PRISCUS-Liste bestand aus 27 Experten acht verschiedener Fachrichtungen. Dadurch kann ein breites Wissen der Expertengruppe bezogen auf die Arzneimitteltherapie älterer Patienten vorausgesetzt werden. In der PRISCUS-Expertengruppe befanden sich Vertreter der Geriatrie, der Klinischen Pharmakologie, der Allgemeinmedizin, der Inneren Medizin, der Neurologie, der Psychiatrie und der Schmerztherapie sowie der Pharmazie aus Wissenschaft und Praxis. Es waren somit alle Fachrichtungen vertreten, die in erster Linie für die Arzneimitteltherapie älterer Patienten verantwortlich sind. Im Vergleich zu den vier untersuchten Arbeiten [17, 77, 144, 165] (vgl. 4.1.2.1; Tab. 7) konnten mehr Fachrichtungen eingebunden werden. Geriater und Klinische Pharmakologen waren in allen Konsensverfahren vertreten. Allgemeinmediziner und Pharmazeuten waren auch in den von McLeod et al. [165] und Laroche et al. [144] durchgeführten Delphi-Verfahren an der Medikamenten-Bewertung beteiligt. Fachärzte der Neurologie, der Inneren Medizin und der Schmerztherapie waren nur in der PRISCUS-Expertenrunde vertreten. Psycho-pharmakologen waren hingegen nur bei Beers [17] und Fick et al. [77] zugegen. Beers und Laroche et al. konnten außerdem auch auf das Wissen von Pharmako-epidemiologen zurückgreifen [17,144]. Die Anzahl der Experten im PRISCUS-Konsensverfahren liegt im oberen Bereich der vier qualitativ untersuchten Arbeiten [17, 77, 144, 165]. Nur in der von McLeod et al. durchgeführten Delphi-Befragung lag die Teilnahmequote mit 32 Experten höher [165]. Die an der PRISCUS-Delphi-Befragung beteiligten deutschsprachigen Experten kamen aus verschiedenen Teilen Deutschlands sowie aus Österreich und der Schweiz. Mögliche Unterschiede im lokalen Verordnungsverhalten konnten dadurch gemindert und die Ergebnisse für die

Arzneimitteltherapie älterer Menschen mit den bereits beschriebenen Einschränkungen für Deutschland verallgemeinert werden [102, 165]. Die Anzahl der Experten, die die Befragung vorzeitig abgebrochen haben (vier) bzw. die ihre Bewertungen nach der ersten Runde nicht zurückgeschickt haben (sieben), ist gering. Die erzielte Rücklaufquote von 65.8 % nach der ersten Befragungsrunde liegt über dem in der Literatur üblichen Wert von ca. 30 % bei Delphi-Befragungen [102] bzw. dem geforderten Wert von 60 % [12]. Zwei Experten haben nur an der zweiten Runde teilgenommen. Nach Ende der zweiten Befragungsrunde haben von den somit 27 Experten 26 ihre Bewertungen zurückgeschickt. Dies entspricht einer Rücklaufquote von 68,4 % der ursprünglich 38 Teilnehmer bzw. 96,3 % berechnet auf die verbliebenen Teilnehmer. Die in der zweiten Befragungsrunde erzielte Rücklaufquote unter den verbliebenen Teilnehmern von 96,3 % liegt deutlich über dem in der Literatur beschriebenen Wert von 70–75 % [102].

Beers [17] und Fick et al. [77] haben im Rahmen ihrer Delphi-Befragung Diskussionsrunden mit den Experten veranstaltet. In der hier dargestellten Arbeit zur Erstellung der PRISCUS-Liste wurde, wie in den Arbeiten von McLeod et al. [165] und Laroche et al. [144], keine Experten-Diskussionsrunde durchgeführt. Die einzelnen Expertenantworten blieben anonym und waren nur den Organisatoren der Delphi-Befragung bekannt. Für diese anonymisierte Durchführung gibt es Vor- und Nachteile. Im Verlauf von Diskussionsrunden könnten neue Aspekte direkt besprochen werden, Experten könnten ihr Wissen und ihre Meinung der Gruppe mitteilen und erhalten gleichzeitig direkt Einblick in das Wissen und die Meinung der anderen und könnten diese wiederum in ihre Bewertung mit einfließen lassen [102]. Durch eine Gruppendiskussion besteht aber die Gefahr, dass es zu einer Meinungsführerschaft besonders präsenter Experten kommt und so die Meinung einzelner Experten durchgesetzt wird, die nicht zwingend der ursprünglichen Meinung der gesamten Gruppe und auch nicht der „richtigen" Meinung entsprechen muss [42, 102, 130]. In diesem Zusammenhang ist auch der Aspekt der geografischen Verteilung der Experten zu berücksichtigen. Mittels der schriftlichen Befragung und Nutzung des Internets konnten an der in dieser Arbeit beschriebenen Delphi-Befragung Experten aus ganz Deutschland, der Schweiz und Österreich ohne Reiseaufwand und ohne zusätzliche Kosten teilnehmen. Dadurch wurden vermutlich mehr Experten gewonnen als mit einem gemeinsamen Treffen [102, 130].

Durch die Anonymität der Delphi-Befragung können die Experten ihre Meinung nach der ersten Befragungsrunde, z. B. durch neue Erkenntnisse aus dem Feedback, ändern, ohne an Ansehen zu verlieren. Das Feedback kann ebenso zu Meinungsänderungen führen, um der durchschnittlichen Antwortgruppe anzugehören [204].

Die Anzahl der Befragungsrunden und die Feedback-Gestaltung erfolgte in Anlehnung an die entsprechende Literatur [17, 42, 77, 102, 144, 165].

Die Delphi-Methode ist ein aufwendiges und zeitintensives Verfahren. Verschiedene Ursachen führten dazu, dass die in dieser Arbeit dargestellte Delphi-Befragung mehr Zeit beanspruchte als ursprünglich vorgesehen. Die Experten benötigten für die Rücksendung der Teilnahmebestätigung und für die Rücksendung der bearbeiteten vorläufigen PIM-Liste oftmals mehr Zeit als geplant. Die Rücksendung dauerte mitunter sechs bis zehn Wochen (Tab. 22). Insgesamt kann der Zeitrahmen zur Durchführung aber als angemessen betrachtet werden.

Die Expertengruppe war trotz der Zeitverzögerungen sehr motiviert. Die Experten haben aktiv an den Befragungsrunden teilgenommen und zahlreiche Anmerkungen und Vorschläge, insbesondere in der ersten Befragungsrunde, zu den einzelnen Punkten wie Therapiealternativen und Monitoring-Parameter gemacht.

Ein häufig genannter Kritikpunkt an der verwendeten Delphi-Methode ist der Mangel an Evidenz der Validität und Reliabilität [42]. Konsens-Verfahren, wie das Delphi-Verfahren, sind kein Ersatz für randomisierte kontrollierte Studien. Zudem besteht das Risiko, dass nur ein Ausschnitt der aktuellen Meinung erhalten oder bereits Bekanntes produziert wird [42]. In der Praxis fehlt häufig Evidenz für bestimmte Aspekte oder sie ist unsicher, kontrovers oder unvollständig, so dass Expertenwissen in Kombination mit der bestmöglichen Evidenz genutzt werden sollte [42]. Wie bereits unter 1.3 beschrieben, besteht derzeit ein Mangel an ausreichend randomisierten kontrollierten Studien mit älteren, insbesondere multimorbiden Patienten. Der häufige Ausschluss von Älteren bei Arzneimittelzulassungsstudien ist ein großes Problem und trägt entscheidend zum Fehlen ausreichender Evidenz bei [74, 81, 172, 208, 222, 230, 231, 246, 259, 261]. Bugeja und Kollegen ermittelten, dass ein Drittel der Originalstudien, innerhalb eines Jahres in vier internationalen medizinischen Fachzeitschriften veröffentlicht, ältere Menschen ohne Angabe von Gründen ausgeschlossen hatten [36]. Nur vier Prozent der Studien bezogen sich explizit auf ältere Teilnehmer [36]. Eine Untersuchung von Veröffentlichungen in Medline im Jahr 2000

zeigte, dass lediglich 3,4 % von 8945 randomisierten klinischen Studien und 1,2 % von 706 Metaanalysen ältere Menschen explizit mit eingeschlossen hatten [172]. Eine ähnliche Analyse von van Spall et al. ergab, dass 38,5 % der Studien, die in neun wichtigen medizinischen Fachzeitschriften in den Jahren 1994 bis 2006 veröffentlicht wurden, Patienten ab einem Alter von 65 Jahren ausschlossen [230]. Patienten mit Komorbiditäten und Personen mit Komedikation wurden in 81,3 % bzw. 54,1 % der untersuchten Studien nicht berücksichtigt [230]. In vielen Studien werden ältere Patienten heute nicht aufgrund bestimmter Altersgrenzen, sondern aufgrund von Komorbiditäten oder ihres funktionellen Status ausgeschlossen [95, 259]. Mögliche Gründe für den Ausschluss älterer Menschen aus klinischen Studien können z. B. die starken Unterschiede in der Gruppe der älteren Menschen im Hinblick auf Komorbidität, Komedikation sowie kognitiver und funktioneller Leistungsfähigkeit sein [36, 95, 259]. Diese Punkte erschweren die adäquate Studienrekrutierung und vermutlich auch die Vergleichbarkeit von Studienergebnissen. Patienten-bezogenen Barrieren, wie eingeschränkte Mobilität und kognitive Defizite, ebenso wie Arzt-bezogene Barrieren, z. B. Angst vor schweren Nebenwirkungen und Anzweifeln der Wirksamkeit der Studientherapie, können dazu führen, dass diese Population selten in klinische Studien eingeschlossen wird [95]. Laut Goede und Hallek erfolgt der Ausschluss älterer Menschen auf der einen Seite um die Patienten vor unerwünschten Ereignissen zu bewahren, auf der anderen Seite aber um zu große Variationen bei Untersuchungs- und Behandlungsergebnissen zu vermeiden und möglicherweise keine Antwort auf die Fragestellung der Studie zu erhalten [95]. Bei älteren Patienten ist aufgrund der Komorbiditäten und des funktionellen Status mit einer erhöhten drop-out-Rate zu rechnen, die die notwendige Fallzahl, die Rekrutierungsdauer und auch die Studienkosten erhöht [95, 259]. Es gibt zahlreiche Möglichkeiten die Anzahl älterer Menschen in klinischen Studien zu erhöhen, z. B. in dem keine strenge Altersgrenze im Studienprotokoll festgelegt oder auch mehr Zeit für die Rekrutierung eingeplant wird [222, 259]. Auch einfache Mittel in der praktischen Durchführung der Studie, wie die Organisation und Finanzierung des Transports der älteren Menschen zum Ort der klinischen Studie, würden ihren Anteil in klinischen Studien erhöhen [259].
Zur direkten Erforschung der Arzneimittel an den späteren Hauptanwendern ist die Teilnahme von älteren Patienten, insbesondere mit Mehrfacherkrankungen, an klinischen Studien entscheidend [92, 208, 211, 224]. Inzwischen ist dies in Ansätzen

eingeführt. Bei Einschluss älterer Patienten in klinische Studien werden aber häufig „jüngere" und „fittere" Ältere als der durchschnittliche ältere Arzneimittelanwender ausgewählt [100]. Es wird eine europäische Regelung, ähnlich der Verpflichtung nach Zulassungsstudien bei Kindern, für die Arzneimittelversorgung älterer Menschen gefordert [211]. Dieser Aspekt ist von großer Bedeutung, da der Anteil der älteren Bevölkerung sowohl in Deutschland als auch weltweit immer weiter zunimmt [234, 249].

Die Subjektivität der Einschätzungen und somit Grenzen der Delphi-Methode werden durch die zum Teil unterschiedlichen Bewertungen der einzelnen Arzneimittel der verschiedenen Experten sichtbar. Die multidisziplinäre Expertengruppe bewertete einige Arzneistoffe unterschiedlich und auch ihre Empfehlungen und Vorschläge zu Monitoring-Parametern und Therapiealternativen variierten. Dies wird am Beispiel der Analgetika und Antiphlogistika deutlich: Indometacin wurde in der ersten Befragungsrunde nur mit 1, 2 oder 3^8 beurteilt (Abb. 9) und konnte insgesamt mit einem Mittelwert von 1,35 und einem 95 %-Konfidenzintervall von 1,08–1,62 nach den festgelegten Kriterien (vgl. 3.4.7) direkt als potenziell inadäquat für ältere Menschen eingestuft werden.

---

[8] Arzneimittelbewertung mittels Likert-Skala [163]:
1 – Arzneistoff ist sicher potenziell inadäquat für ältere Patienten
2 – Arzneistoff ist potenziell inadäquat für ältere Patienten
3 – unentschieden
4 – Arzneistoff ist nicht potenziell inadäquat für ältere Patienten
5 – Arzneistoff ist sicher nicht potenziell inadäquat für ältere Patienten

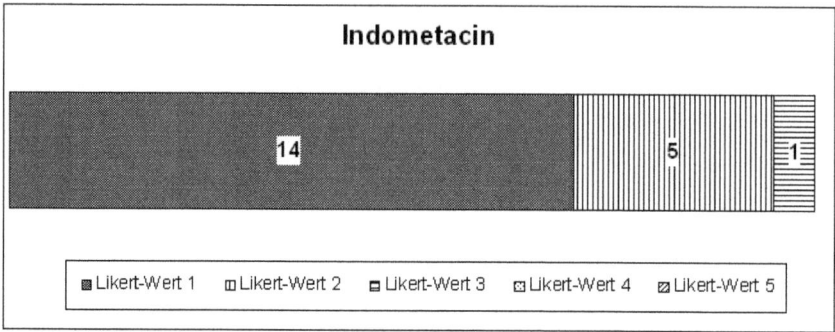

Abbildung 9: Bewertung Indometacin

Bei Naproxen hingegen reichten die Bewertungen von 1 bis 5 (Abb. 10) und es konnte nach der ersten Befragungsrunde weder eindeutig als potenziell inadäquat (PIM) noch als „Nicht-PIM" mit einem vergleichbaren Risiko für ältere und jüngere Menschen eingestuft werden (Mittelwert 2,63, 95 %-Konfidenzintervall 2,00–3,26). Mehr Experten haben Naproxen mit 1 bewertet als mit 4 oder 5, die meisten aber mit 3 (Abb. 10). Bei Ibuprofen reichten die Bewertungen ebenfalls von 1 bis 5 (Abb. 12), jedoch war hier die Tendenz schon deutlicher hin zu „Nicht-PIM" mit einem vergleichbaren Risiko für jüngere und ältere Menschen. Nur ein Experte beurteilte Ibuprofen mit 1, sechs Experten mit 4 und fünf Experten mit 5 (Abb. 12). Im Mittel ergab das einen Wert von 3,48 mit einem 95 %-Konfidenzintervall von 2,93–4,03. Dementsprechend sollten sowohl Ibuprofen als auch Naproxen erneut bewertet werden. In der zweiten Befragungsrunde setzte sich der bereits in der ersten Runde angedeutete Trend bei Ibuprofen fort und es wurde abschließend als „Nicht-PIM" mit einem vergleichbaren Risiko für ältere und jüngere Menschen beurteilt (Abb.13). Naproxen wurde auch nach der zweiten Befragungsrunde nicht eindeutig bewertet (Abb. 11). Bei beiden Arzneistoffen haben einige der Experten im Verlauf der Befragung ihre Bewertung geändert (Abb. 10–13).

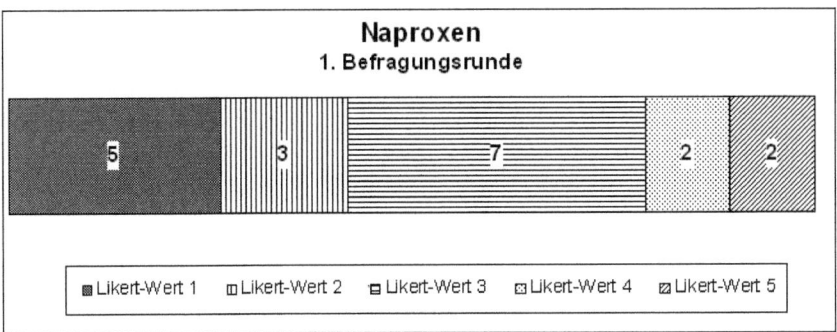

Abbildung 10: Bewertung Naproxen (1. Befragungsrunde)

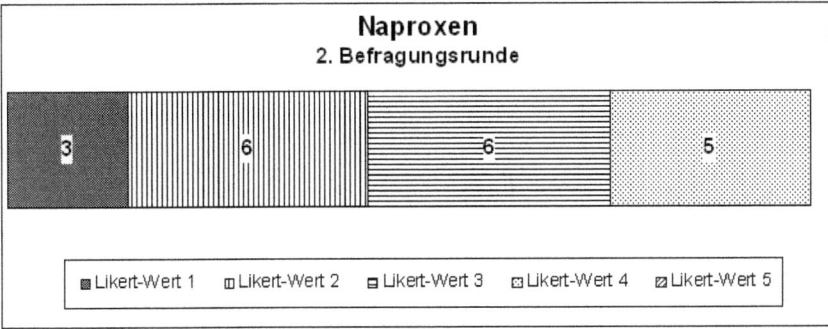

Abbildung 11: Bewertung Naproxen (2. Befragungsrunde)

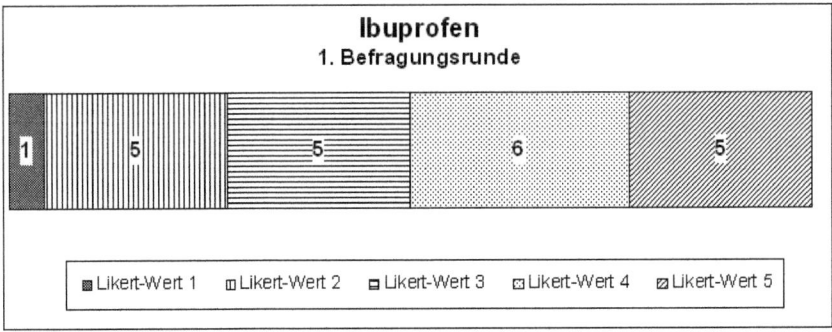

Abbildung 12: Bewertung Ibuprofen (1. Befragungsrunde)

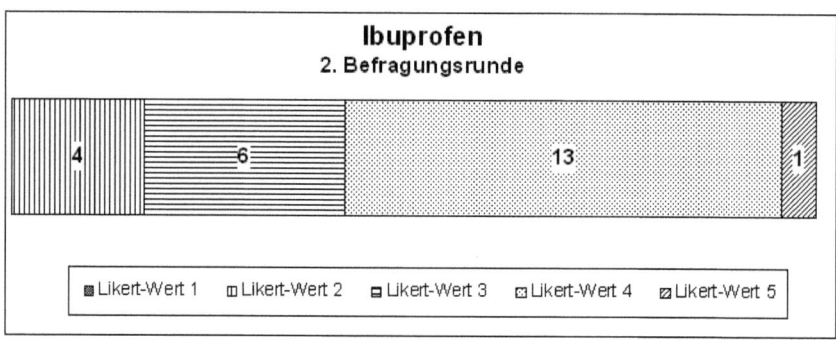

Abbildung 13: Bewertung Ibuprofen (2. Befragungsrunde)

Naproxen wurde von 18 Experten sowohl in der ersten als auch in der zweiten Befragungsrunde beurteilt. Neun Experten änderten in der zweiten Runde ihre ursprüngliche Bewertung. Ein Experte hat Naproxen nur in der ersten Runde bewertet und drei Experten nur in der zweiten Runde. Ähnlich verhielt es sich bei Ibuprofen: 21 Experten haben Ibuprofen in beiden Befragungsrunden bewertet, zwölf haben ihre Beurteilungen geändert. In der zweiten Befragungsrunde erfolgte die Bewertung von Ibuprofen durch drei weitere Experten.

Wie in den Ergebnissen der Bewertungen mittels Likert-Skala zu sehen ist, gab es eine breite Variation der Antworten. Manche Experten beurteilten die gesamte Gruppe der NSAID als potenziell inadäquat für ältere Menschen, andere hingegen nur einzelne Wirkstoffe, wie Indometacin und empfahlen Ibuprofen als Therapiealternative. In den Anmerkungen und Vorschlägen der Experten im Hinblick auf Therapiealternativen und Monitoring-Parameter verdeutlichten sich die unterschiedlichen Bewertungen der Arzneistoffe. Zur Erstellung der finalen Medikationsempfehlungen wurde eine Zusammenfassung mittels der Expertenantworten, der Informationen der Literaturrecherche und den Fachinformationen genutzt.

Verschiedene Studien zeigten, dass der Gebrauch von NSAID bei älteren Menschen mit einem erhöhten Risiko für unerwünschte Ereignisse, wie gastrointestinale Komplikationen und/oder einem Anstieg des Blutdrucks, verbunden ist [90, 114, 115, 140, 143, 179, 193]. Einige dieser Untersuchungen ermittelten unterschiedlich hohe Risiken innerhalb der Gruppe der NSAID [114, 115, 140]. Zum Beispiel wurde für Ibuprofen in einigen Studien ein geringeres gastrointestinales UAW-Risiko im Vergleich zu anderen NSAID, wie Naproxen und Indometacin, festgestellt [114, 115, 140].

Das gastrointestinale UAW-Risiko von Indometacin wurde in der Metaanalyse von Henry et al. als vergleichbar mit dem von Naproxen eingestuft [114]. In der Metaanalyse von Hernandez-Diaz et al. hingegen war das Risiko für obere GI-Blutungen bei Indometacin-Nutzern höher als das von Naproxen-Nutzern, jeweils im Vergleich zu Nicht-Nutzern [115]. Auch in den einzelnen Fachinformationen der pharmazeutischen Hersteller wird das unterschiedlich hohe Risiko für ältere Anwender deutlich. Während bei Indometacin die Anwendungshinweise für ältere Patienten sehr umfangreich sind („Indometacin nur unter strenger Abwägung des Nutzen-Risiko-Verhältnisses bei Älteren anwenden; niedrigst mögliche Dosis verwenden; höheres Risiko für GIT-Blutungen, Ulzerationen oder Perforationen, auch mit letalem Ausgang" etc.) [69], sind die Hinweise bei Naproxen bezogen auf ältere Anwender schon weniger umfangreich („Keine spezielle Dosisanpassung, aber wegen Nebenwirkungsprofil sorgfältige Überwachung; höheres Risiko für GIT-Blutungen, Ulzerationen oder Perforationen, auch mit letalem Ausgang" etc.) [71] und bei Ibuprofen sehr kurz („Besonders sorgfältige ärztliche Überwachung bei älteren Patienten") [68]. Die unterschiedlichen Bewertungen der einzelnen NSAID innerhalb der Wirkstoffklasse durch die Expertengruppe lassen sich somit aufgrund der Studienlage nachvollziehen. Es ist aber hervorzuheben, dass trotz der nicht eindeutigen Bewertung von Naproxen bzw. der Einstufung von Ibuprofen als „Nicht-PIM" durch die Expertengruppe bei beiden Arzneimitteln wie auch bei allen anderen im Rahmen der Befragung beurteilten Arzneimitteln immer patientenindividuelle Nutzen-Risiko-Bewertungen durchzuführen und die Informationen der Fachinformationen der pharmazeutischen Hersteller zu beachten sind.

Ein weiteres Beispiel für die unterschiedliche Bewertung der Arzneistoffe innerhalb der Gruppe der NSAID stellen Etoricoxib und Celecoxib dar. Hier wurden zwei Arzneistoffe der gleichen Wirkstoffklasse (COX-2-selektive nicht-steroidale Antiphlogistika) von der Expertengruppe verschieden beurteilt. Etoricoxib wurde, wenn auch knapp, bereits in der ersten Befragungsrunde als potenziell inadäquat für ältere Patienten bewertet (Mittelwert 2,38, 95 %-Konfidenzintervall 1,83–2,92). Für Celecoxib konnte auch nach der zweiten Befragungsrunde keine eindeutige Entscheidung durch die Expertengruppe erzielt werden (Mittelwert 2,73, 95 %-Konfidenzintervall 2,29–3,16).

Trotz einiger Limitationen ist die Delphi-Methode ein weit verbreitetes Verfahren zur Konsenserzielung bei Themen für die Evidenz in Form von RCT fehlt. Sie ist dementsprechend eine geeignete Methode zur Erstellung einer Liste beziehungsweise Kriterien potenziell inadäquater Medikamente [17, 42, 77, 89, 144, 165].

Listen potenziell inadäquater Medikamente haben inhaltliche Grenzen. Die PRISCUS-Liste geht wie auch die vier untersuchten Listen [17, 77, 144, 165] nur auf einzelne möglicherweise ungeeignete Arzneimittel ein und deckt nicht den gesamten Arzneimittelmarkt ab. Bei der PRISCUS-Liste wurde der Schwerpunkt auf systemisch angewandte, rezeptpflichtige Arzneimittel mit einer relativ hohen Verordnungshäufigkeit gesetzt. Dadurch sollten möglichst viele Patienten erreicht werden. Die Bewertung der Arzneistoffe erfolgte in erster Linie bezogen auf ihre Hauptindikation.

Die Verordnung und der Gebrauch ungeeigneter Medikamente stellen nur einen Aspekt der suboptimalen Verschreibung dar. Polypharmazie, Verdopplung von Behandlungen oder Unterversorgung mit indizierten Arzneimitteln haben ebenfalls einen Einfluss auf unerwünschte Arzneimittelwirkungen, können aber mit Hilfe einer solchen Liste nicht erfasst werden [77, 86, 110, 146, 231]. Hierfür sind andere Maßnahmen notwendig [29, 224]. Es wird von verschiedenen Autoren kritisiert, dass auf den internationalen Listen [17, 77, 144, 165] keine Arzneimittelinteraktionen aufgeführt werden [117, 123, 146]. Erste Überlegungen in der Projektgruppe diese auf der PRISCUS-Liste aufzuführen, wurden final nicht umgesetzt. Arzneimittelwechselwirkungen wären so zahlreich zu nennen, dass die Praktikabilität und die Übersichtlichkeit der Liste für den klinischen Alltag nicht mehr gegeben wären und die Aussagekraft der Liste dadurch auch herabgestuft wäre. An dieser Stelle muss auf die elektronischen Systeme verwiesen werden (CPOE- und CDSS-Systeme [210], Datenmodul CAVE innerhalb der ABDA-Datenbank [226], [23]). Drug-Disease Interactions und eine fehlende Compliance sind weitere Gründe für Verordnungsprobleme [117, 231], die auch zu unerwünschten Ereignissen führen können. Es ist aber nicht das Ziel einer solchen PIM-Liste die gesamte Arzneimitteltherapie der älteren Patienten vollständig zu optimieren [146].

Das von verschiedenen Autoren [50, 86] bemängelte Fehlen von Therapiealternativen bei Beers [17] und Fick et al. [77] wurde bei der PRISCUS-Liste umgesetzt und sowohl medikamentöse als auch nicht-medikamentöse Therapiealternativen aufgeführt, für die zum Teil aber auch evidenzbasierte Studien fehlen. Einige von einzelnen Experten in der ersten Befragungsrunde vorgeschlagene Therapiealternativen wurden von der Expertengruppe im Rahmen der zweiten Befragungsrunde als nicht geeignet bewertet und entsprechend auch nicht in die finale PRISCUS-Liste übernommen. Bei den angegebenen Therapiealternativen ist die Altersabhängigkeit der Bewertungen zu beachten. Die Experten waren aufgefordert Therapiealternativen für ältere Patienten zu empfehlen, die bei dieser Patientenpopulation ein geringeres Risikopotential aufweisen als das potenziell inadäquate Medikament. Die empfohlenen Therapiealternativen, z. B. niedrig potente Neuroleptika anstelle von langwirksamen Benzodiazepinen, sind aber, wie bereits beschrieben, nur unter entsprechenden Nutzen-Risiko-Bewertungen und unter Berücksichtigung der Hinweise und Zulassungen in den Fachinformationen der pharmazeutischen Hersteller anzuwenden. Vor dem möglichen Einsatz der Therapiealternativen müssen insbesondere auch Komedikationen und Komorbiditäten der Patienten berücksichtigt werden. Nicht für jeden Patienten sind alle angebotenen Alternativen gleich anwendbar. Zum Beispiel empfahl die Expertengruppe anstelle des Neuroleptikums Olanzapin das Neuroleptikum Risperidon. Diese Empfehlung gilt nicht für Demenz-Patienten. Für Demenz-Patienten ist sowohl unter klassischen als auch unter atypischen Neuroleptika eine erhöhte Gesamtmortalität, ein erhöhtes Risiko für zerebrovaskuläre Ereignisse, z. B. Schlaganfälle, nachgewiesen [11, 72, 93, 112, 202]. Es ist auch möglich, dass Medikamente, die in der von den Experten bewerteten Indikation als „PIM" beurteilt wurden, gleichzeitig aber als Therapiealternative in einer anderen Indikation empfohlen wurde. Zum Beispiel wurde Amitriptylin als trizyklisches Antidepressivum von der Expertengruppe in der Indikation Depression als „PIM" bewertet. Gleichzeitig wurden aber Antidepressiva, trotz der bekannten Nebenwirkungen und Risiken, bei Schmerzpatienten als Koanalgetika empfohlen (vgl. 5.3.4) (eTab. 8). Trotz der Expertenempfehlung von trizyklischen Antidepressiva als Koanalgetika muss der Einsatz dieser Medikamente auch bei älteren Schmerzpatienten kritisch betrachtet und sorgfältige Nutzen-Risiko-Bewertungen durchgeführt werden. Trizyklische Antidepressiva sind, unabhängig von ihrer Indikation, bei älteren Patienten mit einem erhöhten Nebenwirkungsrisiko verbunden. Die in der PRISCUS-Liste aufgeführten Therapiealternativen sind nur Behandlungsvorschläge der Expertengruppe. Vor ihrer Anwendung sind auch hier zwingend individuelle Nutzen-Risiko-Bewertungen unter Berücksichtigung der Fachinformationen und Therapieleitlinien notwendig. Die Aufnahme therapeutischer Alternativen in der PRISCUS-Liste entspricht aktuellen Initiativen in den USA, eine „Positiv-Beers-Liste" zu entwickeln, die im Alter zu bevorzugende Arzneistoffe beinhaltet [235].

Die Klassifikation eines Arzneistoffs als potenziell inadäquat für ältere Menschen ist nicht ausschließlich vom Evidenzgrad des möglichen Nebenwirkungsrisikos abhängig. Behandlungsalternativen und die Behandlungsnotwendigkeit fließen ebenfalls in die Bewertungen der Arzneistoffe mit ein. So wurden weder die Thrombozytenaggregationshemmer Acetylsalicylsäure und Clopidogrel, noch die orale Antikoagulantien Phenprocoumon und Warfarin von der Expertengruppe als potenziell inadäquat bewertet, obwohl sie im Verdacht stehen für eine hohe Anzahl von unerwünschten Ereignissen bei älteren Patienten verantwortlich zu sein [34, 35, 99, 213]. Diuretika, wie Spironolacton, Furosemid, Torasemid und Hydrochlorothiazid, die häufig bei älteren Patienten zu unerwünschten Ereignissen führen [28, 99], wurden ebenfalls von der Expertengruppe nicht als potenziell inadäquat beurteilt. Es ist nur schwer möglich, diese Arzneistoffe bzw. Arzneistoffklassen aufgrund ihrer absoluten Notwendigkeit bei vielen „typischen" Alterserkrankungen wie Schlaganfall, Herzrhythmusstörungen oder Herzinsuffizienz als potenziell inadäquat einzustufen. Bei den Nutzern dieser Arzneimittel sind weiterhin individuelle Nutzen-Risiko-Bewertungen und die Beachtung möglicher Monitoring-Parameter und Dosisanpassungen entscheidend.

Die Liste von Medikamenten, die mit einem erhöhten UAW-Risiko verbunden sind, lässt sich weiter fortsetzen, je nach Studie auch mit unterschiedlichem Inhalt [34, 99]. So konnte eine Arbeitsgruppe um Gurwitz in einer Untersuchung zeigen, dass kardiovaskuläre Arzneimittel, Diuretika, nicht-opioide Analgetika, Antidiabetika und Antikoagulantien, die am häufigsten im Zusammenhang mit vermeidbaren Nebenwirkungen stehenden Arzneimittelklassen sind [99]. Budnitz et al. ermittelten als die fünf häufigsten mit unerwünschten Arzneimittelereignissen assoziierten Medikamente Insuline, Opioid-haltige Analgetika, Antikoagulantien, Amoxicillin-haltige Medikamente und Antihistaminika enthaltende Erkältungsmittel. Die fünf häufigsten Arzneimittelklassen, die im Zusammenhang mit Krankenhausaufnahme bedingter UAW standen, waren Antikoagulantien, Insuline, Opioid-haltige Analgetika, orale Antidiabetika und antineoplastisch wirksame Substanzen [34]. Es handelt sich bei diesen Arzneimittelklassen nicht um die am stärksten vertretenen Arzneistoffgruppen auf der PRISCUS-Liste. In der gleichen Untersuchung wurde festgestellt, dass drei Wirkstoffe mit enger therapeutischer Breite und einem hohen Risiko für Überdosierungen und Toxizität, für die eigentlich ein kontinuierliches Monitoring vorgesehen ist, in einem von drei unerwünschten Ereignissen mit Besuch der Notaufnahme sowie bei 41,5 % der Hospitalisierungen involviert waren. Es handelte sich dabei um die Arzneistoffe Insulin, Warfarin und Digoxin [34]. Digoxin und Derivate wurden im Rahmen der Expertenbefragung als potenziell inadäquat beurteilt und befinden sich auf der PRISCUS-Liste. Wie bereits beschrieben, wäre es für Deutschland möglicherweise auch sinnvoll, Digitoxin mit seinem erhöhten Nebenwirkungsrisiko [212] auf eine Liste potenziell inadäquater Medikamente aufzunehmen. Warfarin und Phenprocoumon wurden von der PRISCUS-Expertengruppe mit einem vergleichbaren Risiko für ältere und jüngere Menschen beurteilt. Aufgrund ihrer absoluten Notwendigkeit bei Diabetikern wurden Insuline bei dieser Expertenbefragung nicht beurteilt.

Im Rahmen der PRISCUS-Expertenbefragung wurden nur einzelne Arzneistoffe der verschiedenen Arzneistoffklassen als potenziell inadäquat beurteilt, z. B. einige NSAID, oder standen gar nicht auf der vorläufigen PIM-Liste und wurden auch nicht von den Experten vorgeschlagen. Gründe hierfür sind mögliche fehlende Alternativen, absolute Notwendigkeit bei bestimmten Erkrankungen, zu geringe Verordnungszahlen oder auch eine möglicherweise andere Einschätzung der Risiken durch die Expertengruppe.

5.4 PRISCUS-Liste und Therapieleitlinien

Das Problem der fehlenden Evidenz besteht auch bei den meisten Therapieleitlinien (vgl. 1.3), die häufig nur auf einzelne Erkrankungen bezogen sind und dementsprechend nicht optimal auf die Problematik der Multimorbidität und Polypharmakotherapie bei älteren Patienten anwendbar sind [118]. Zusätzlich beruhen die evidenzbasierten Verordnungsleitlinien zum größten Teil derzeit noch auf den Ergebnissen klinischer Studien, die meist, wie bereits beschrieben, ältere ko- oder multimorbide Menschen ausschließen [230]. Evidenz zu Arzneimittelwirkungen bei älteren gebrechlichen Patienten stammt meist aus Beobachtungsstudien und nur selten aus randomisierten kontrollierten Studien [119]. Wendet man die Leitlinien der einzelnen Erkrankungen auf ältere Patienten mit mehrfachen Erkrankungen an, folgen daraus widersprüchliche Therapieempfehlungen und eine weitere Zunahme der Arzneiverordnungen mit einem entsprechenden Anstieg des UAW-Risikos [30]. Es zeigt sich, dass Leitlinien für ältere Patienten mit mehreren gleichzeitig bestehenden Erkrankungen anders strukturiert sein müssen als Leitlinien für einzelne Krankheitsbilder. Scheidt-Nave et al. fordern die Festlegung von Behandlungsprioritäten, die an den Gesamtzustand und die individuelle Situation des Patienten angepasst sein müssen [211]. Hierfür fehlen aber bisher auch entsprechend evidenzbasierte Forschungsergebnisse [211]. Bei den nationalen Versorgungsleitlinien (http://www.versorgungsleitlinien.de) ist lediglich bei der nationalen Versorgungsleitlinie für Typ-2-Diabetes speziell ein Kapitel dem Thema „Diabetes im Alter" gewidmet. Bei den übrigen nationalen Versorgungsleitlinien wäre eine stärkere Berücksichtigung älterer Menschen zu fordern.

Neben dem Fehlen von Leitlinien für ältere multimorbide Patienten wird die fehlende Umsetzung der bestehenden Leitlinien kritisiert [208]. Eine fehlende Praxisorientierung wird als Grund für die unzureichende Umsetzung von Leitlinien aufgeführt. Die PRISCUS-Liste ist mit Hilfe von Experten aus Wissenschaft und Praxis entstanden und enthält dementsprechend viele Hinweise für die tägliche Praxis, insbesondere die Nennung von Therapiealternativen und Maßnahmen, z. B. die Prüfung bestimmter Laborparameter. Es bietet sich an, die PRISCUS-Liste in Therapieleitlinien, z. B. der Hausärztlichen Leitlinie Geriatrie der Leitliniengruppe der Kassenärztlichen Vereinigung Hessen [155], zu integrieren. Leitlinien werden auch als Begrenzung der Autonomie der Leistungserbringer angesehen und möglicherweise aus diesem Grund ebenfalls nicht entsprechend genutzt und umgesetzt [208]. Hier ist noch einmal darauf hinzuweisen, dass die PRISCUS-Liste keine Verbotsliste darstellt, sondern als Hilfestellung für die Leistungserbringer, in diesem Fall Ärzte und Apotheker, dienen soll und keinesfalls als Eingriff in die Therapiefreiheit der Ärzte zu verstehen ist. Es ist auch möglich, dass Ärzte und andere Gesundheitsberufe in bestimmten Fällen nicht mit der Meinung der Leitlinienersteller übereinstimmen [208]. Diese Erfahrung konnte auch während der Delphi-Befragung gemacht werden, die sich in den unterschiedlichen Bewertungen und Empfehlungen der einzelnen Experten widerspiegelt. Auf der PRISCUS-Liste werden keine einzelnen, sondern die durchschnittliche Meinung der gesamten Expertengruppe abgebildet. Aufgrund der Angaben, dass Leitlinien wegen Zeitmangel, „Überflutung" mit wissenschaftlichen Informationen etc. nicht entsprechend genutzt werden [208], sollte die PRISCUS-Liste möglichst kurz und übersichtlich gestaltet werden, aber dennoch die wichtigsten Informationen beinhalten und auf einen Blick sichtbar machen. Mit 34 Seiten ist die PRISCUS-Liste (eTab. 8) dennoch relativ umfangreich, aber aufgrund des Aufbaus nach Arzneistoffklassen gut handhabbar und die gesuchten Arzneistoffe sind schnell zu finden. Auf der anderen Seite stellt die PRISCUS-Liste trotz ihres Umfangs, wie bereits beschrieben, nur einen Ausschnitt aus der Arzneimitteltherapie im Alter dar. Andere Fachleute, die nicht an der Delphi-Befragung teilgenommen haben, würden möglicherweise andere oder zusätzliche Arzneimittel auf einer Liste potenziell inadäquater Medikamente aufführen. Bei einigen Arzneistoffen wären auch noch mehr Diskussion, Informationen und Hinweise notwendig. Es ist aber zu beachten, dass die Möglichkeiten einer Tabelle begrenzt sind und die Übersichtlichkeit schnell verloren geht. Die PRISCUS-Liste beansprucht somit kein Recht auf Vollständigkeit und bildet nur die durchschnittliche Meinung der beteiligten Experten und einen Ausschnitt der Studienlage ab.

5.5 Vergleich der PRISCUS-Liste mit internationalen Listen potenziell inadäquater Medikamente

Die Subjektivität und nicht immer Kohärenz der Einschätzungen und dementsprechend die Grenzen der Delphi-Methode werden auch durch die Unterschiede der einzelnen Arzneimittel zwischen den publizierten Listen und der PRISCUS-Liste deutlich. Neben der unter 4.1.2.5 beschriebenen eingeschränkten Übertragbarkeit der vier analysierten internationalen PIM-Listen [17, 77, 144, 165] untereinander [110, 146, 261], ist diese auch im Vergleich mit der PRISCUS-Liste feststellbar.
Insgesamt befinden sich 64 der 83 Arzneimittel der PRISCUS-Liste auf mindestens einer der vier in der vorliegenden Arbeit untersuchten internationalen Listen potenziell inadäquater Medikamente [17, 77, 144, 165] (Abb. 14, Tab. 23, eTab. 9). Vier dieser 64 Arzneimittel wurden im Gegensatz zur PRISCUS-Expertengruppe von den Gruppen von Beers [17], Fick et al. [77] bzw. Laroche et al. [144] nur im

Zusammenhang mit bestimmten Komorbiditäten als potenziell inadäquat beurteilt (Prazosin, Terazosin, Olanzapin und Clozapin) (Tab. 23).

Die Arzneistoffe Terazosin und Tolterodin befinden sich im Gegensatz zu den vier untersuchten Listen [17, 77, 144, 165] mit einer Einschränkung auf der PRISCUS-Liste (Terazosin nur in der Indikation als Antihypertensivum und Tolterodin mit der Einschränkung auf nicht-retardierte Präparate). Untersuchungen von Hay-Smith et al. [113] und Armstrong et al. [9] zeigten, dass Tolterodin in der retardierten Arzneiform zu weniger anticholinergen Nebenwirkungen führte als nicht-retardierte Präparate. Das in den Arbeiten von Beers [17] und Fick et al. [77] Diagnose-abhängig als potenziell inadäquat beschriebene Olanzapin beurteilten die PRISCUS-Experten Diagnose-unabhängig in einer Dosierung > 10 mg als möglicherweise ungeeignet für ältere Patienten. Die im Rahmen der PRISCUS-Expertenbefragung bewerteten Neuroleptika wurden unabhängig von der Diagnose der Patienten bewertet. Die Diagnose-unabhängige und somit strengere Bewertung des Olanzapins durch die PRISCUS-Expertengruppe ist möglicherweise neben der Studienlage insbesondere in den Hinweisen der Fachinformationen begründet [73, 93, 152, 202]. Risikofaktoren für ein zerebrovaskuläres Ereignis bei Olanzapin-Gebrauch stellen höheres Alter (> 75 Jahre) und Demenz dar. Bei älteren Demenz-Patienten mit Olanzapin-Gebrauch besteht eine höhere Inzidenz an Todesfällen und zerebrovaskulären Ereignissen [73]. Es wurde in der hier beschriebenen Expertenbefragung eine Unterteilung nach Dosierung vorgenommen und nur Olanzapin in Dosierungen > 10 mg als potenziell inadäquat beurteilt. Nebendiagnosen wie Demenz müssen aber auch hier berücksichtigt und der Arzneistoff entsprechend den Hinweisen der Fachinformation [73] angewendet werden.

Die 19 potenziell inadäquaten Arzneimittel, die nicht auf einer der vier untersuchten Listen [17, 77, 144, 165] stehen (Abb. 14, eTab. 10), gehören Arzneistoffklassen an, die auf mindestens einer dieser Listen vertreten sind. Diese Arzneimittel werden in entsprechenden Mengen in Deutschland verordnet und wurden aufgrund ihrer Ungeeignetheit bei älteren Menschen von der PRISCUS-Expertengruppe als potenziell inadäquat bewertet. Sieben der 19 Medikamente sind in allen drei Ländern der vier vorliegenden Listen (USA, Kanada und Frankreich) auf dem Markt. Zwölf sind in mindestens einem der Länder nicht im Handel, vier davon sind nach Micromedex^{TM} in keinem der drei Länder verfügbar [166] (Abb.14, eTab. 11).

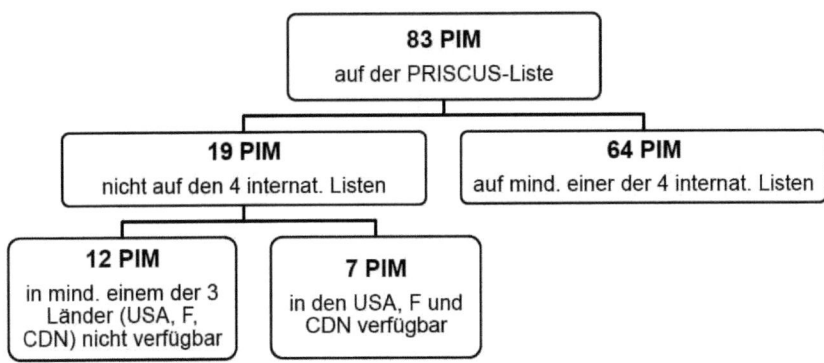

Abbildung 14: Verfügbarkeit der potenziell inadäquaten Arzneimittel [17, 77, 144, 165, 166]

124 Arzneimittel wurden, zum Teil nur bei bestimmten Begleiterkrankungen, von mindestens einer der vier internationalen Arbeitsgruppen als potenziell inadäquat bewertet, sie befinden sich jedoch nicht auf der PRISUCS-Liste (Abb. 15, Tab. 23). 70 dieser Arzneimittel sind in Deutschland nicht im Handel (Tab. 24). 37 der Arzneimittel waren zum Zeitpunkt der Literaturrecherche in den Jahren 2007 und 2008 auf dem deutschen Arzneimittelmarkt verfügbar, standen aber aus verschiedenen Gründen, wie fehlender Evidenz, z. B. Cimetidin, oder zu geringer Verordnungszahlen, z. B. Dosulepin, nicht auf der vorläufigen Liste potenziell inadäquater Arzneistoffe (eTab. 12) und wurden auch nicht von der Expertengruppe zusätzlich vorgeschlagen. 17 weitere Arzneimittel wurden von der PRISCUS-Expertengruppe in sechs Fällen mit einem vergleichbaren Risiko für ältere und jüngere Patienten und in elf Fällen nicht eindeutig beurteilt (eTab. 13 und 14).

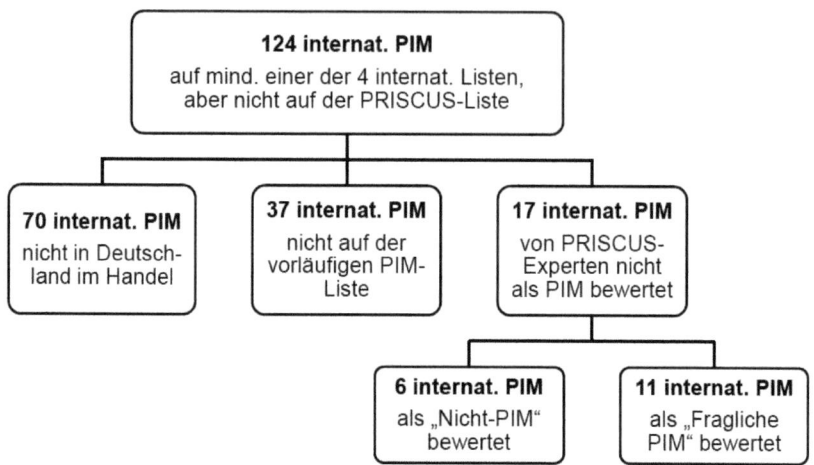

Abbildung 15: PIM der internationalen Listen, die nicht auf der PRISCUS-Liste stehen [17, 77, 144, 165, 166]

Keiner der neun PIM-Vorschläge der Experten ist auf einer der vier untersuchten Listen potenziell inadäquater Medikamente [17, 77, 144, 165] aufgeführt (Tab. 23). Da Prasugrel erst 2009 auf den Markt kam, konnte es bei den vier untersuchten Delphi-Befragungen [17, 77, 144, 165] aus den Jahren 1997, 2003 und 2007 nicht berücksichtigt werden.

5.6 Weitere Möglichkeiten zur Optimierung der Arzneimitteltherapie im Alter

Neben den Listen potenziell inadäquater Medikamente [16, 17, 77, 89, 144, 165, 174, 204, 239, 261] gab es in den letzten Jahren weitere Entwicklungen zur Optimierung der Arzneimitteltherapie älterer Menschen mittels bestimmter Kriterien [57, 104, 107, 108, 183, 223, 255]. Auch eine Positiv-Liste für zentralwirksame Medikamente wurde, wie bereits beschrieben, veröffentlicht [235]. Die Kriterien haben unterschiedliche Ansatzpunkte, unterschiedliche Adressaten und somit auch verschiedene Inhalte. Sie unterstützen z. B. wie der sogenannte „Medication Appropriateness Index (MAI)", einen geübten pharmazeutischen Reviewer, Medikamente u. a. in Bezug auf

Indikation, Wirksamkeit und Dosierung als geeignet, teilweise geeignet oder inadäquat einzuteilen [108], geben aber keine direkte Medikationsempfehlung [134]. Der MAI dient auch der Identifizierung von unerwünschten Arzneimittelwirkungen, Arzneimittelinteraktionen und der Übermedikation. Die sogenannte „Prescribing Optimization Method (POM)" wurde zur Unterstützung von Ärzten, insbesondere Allgemeinmedizinern, entwickelt, um die Polypharmazie bei älteren Patienten zu verbessern [57]. Die „Assessing Care of Vulnerable Elders (ACOVE)"-Kriterien beinhalten Qualitätsindikatoren, die u. a. auch die Unterversorgung mit indizierten Arzneimitteln aufdecken und beheben sollen [136, 223]. Hajjar und Kollegen entwickelten mittels Expertenbefragung Risikofaktoren für unerwünschte Arzneimittelwirkungen bei älteren Patienten [104]. Eine Liste von Signalen zur UAW-Entdeckung in Altenheimen wurde ebenfalls mittels Delphi-Verfahren von Handler et al. erstellt [107]. Wehling schlägt in den „Fit For The Aged (FORTA)"-Kriterien eine Einteilung der wichtigen Arzneimittel nach ihrer Alterswirksamkeit und -verträglichkeit vor, um so eine Vereinfachung der Handhabbarkeit der Medikamente bei älteren Patienten zu erzielen [255]. Die Einteilung der Arzneimittel erfolgt nach dem FORTA-System in vier Klassen von positiven Nutzen-Risiko-Bewertungen bis hin zu potenziell inadäquaten Medikamenten. Hier wäre auch die Integration der PRISCUS-Liste denkbar. Aber auch die FORTA-Kriterien haben Grenzen. Es wird z. B. bemängelt, dass bei der Einteilung in die jeweilige Risiko-Klasse bestimmte Dosierungen, Interaktionen und patientenbezogene Faktoren nicht berücksichtigt werden [256]. Es ist aber zu bedenken, dass es sich auch bei diesen Kriterien, wie auch bei der PRISCUS-Liste, um Empfehlungen auf Arzneimittel-Ebene handelt und nicht auf der Ebene einzelner Patienten. Auch hier bleiben patientenbezogene Nutzen-Risiko-Bewertungen unbedingt notwendig. Nach Wehling sollte, wenn möglich, schon durch Zulassungsbehörden oder Institutionen wie dem Institut für Qualität und Wirtschaftlichkeit im Gesundheitswesen (IQWIG) die Einteilung der Arzneimittel in die vier Klassen erfolgen [255].

Als eine Kombination aus Positiv- und Negativ-Liste für die tägliche klinische Praxis können die sogenannten „STOPP- und START-Kriterien" von Gallagher et al. aus Irland verstanden werden [89]. Mittels Delphi-Verfahren wurde ein „Screening Tool of Older Persons' potentially inappropriate Prescriptions (STOPP)" entwickelt, welches 65 klinisch signifikante Kriterien für potenziell inadäquate Verschreibungen für ältere Menschen beinhaltet [89]. Die Kriterien sind dem physiologischen System nach in

Gruppen eingeteilt und umfassen eine kurze Begründung, warum die Verschreibung des potenziell inadäquaten Medikamentes bei älteren Patienten zu vermeiden ist [89]. Das „Screening Tool to Alert doctors Right, i.e. appropriate, indicated Treatments (START)" beinhaltet, ebenfalls nach dem physiologischen System aufgelistet, 22 evidenzbasierte Verschreibungsindikatoren für häufig bei älteren Menschen auftretende Erkrankungen, z. B. der Gebrauch von ACE-Hemmern bei Herzinsuffizienz [89]. Anhand der STOPP-Kriterien konnte ein höherer Anteil an älteren Patienten mit einem Krankenhausaufenthalt als Resultat eines PIM-bedingten unerwünschten Ereignisses ermittelt werden als mit Hilfe der „Beers-Kriterien" nach Fick et al. [77, 88]. Möglicherweise ist dieses Ergebnis u. a. auch mit den bereits beschriebenen Unterschieden zwischen den europäischen und nord-amerikanischen Arzneimittelmärkten und Verordnungsgewohnheiten und der damit verbundenen nur bedingten Anwendbarkeit der nord-amerikanischen Kriterien in europäischen Ländern zu erklären [75, 88]. Da die potenziell inadäquaten Arzneimittel bei den STOPP-Kriterien in Verschreibungspraktiken integriert sind, z. B. „Trizyklische Antidepressiva bei Patienten mit Demenz, Glaukom, Erregungsleitungsstörungen oder Obstipation" ist die Anwendung dieser Kriterien flexibler zu gestalten als die reine Auflistung der potenziell inadäquaten Medikamente nach „Beers-Kriterien" [17, 77]. Sie ermöglichen die Verordnung von potenziell inadäquaten Arzneimitteln in bestimmten Indikationen, z. B. niedrig-dosiertes Amitriptylin als Koanalgetikum bei chronischen Schmerzen und sind möglicherweise auch dadurch sensibler in der Identifizierung von Patienten mit unerwünschten Ereignissen, die durch potenziell inadäquate Medikamente bedingt sind [88].

Viele dieser verschiedenen Kriterien und Verfahren sind noch nicht ausreichend untersucht bzw. validiert oder auf bestimmte Länder fokussiert, wie das „Improving Prescribing in the Elderly Tool (IPET)" [174] für Kanada, welches von der Arbeit von McLeod et al. [165] abgeleitet wurde und eine Liste der 14 häufigsten Verschreibungsfehler beinhaltet [183]. Jedes bisher entwickelte Verfahren hat entsprechende Vor- und Nachteile [57].

Page und Kollegen unterscheiden die bisher entwickelten Kriterien nach expliziten (Kriterien-basierten) und implizierten (Beurteilungs-basierten) Kriterien [183]. Explizite Kriterien werden, wie die PRISCUS-Liste, mittels Literaturrecherche, Expertenwissen und Konsensusverfahren entwickelt und sind meist Arzneimittel- oder Krankheiten-orientiert. Sie sind aber keine Leitlinien für individuelle Patienten und ihre Präferenzen. Patientenbezogene Faktoren, außer dem kalendarischen Alter der Patienten, können bei der Erstellung einer Liste potenziell inadäquater Medikamente mittels einer Ja/Nein-Beurteilung der Arzneimittel durch die Experten nicht berücksichtigt werden. Kritiker bezeichnen dies als eine nicht zulässige Vereinfachung [22]. Beim impliziten Ansatz nutzt der Arzt Patienteninformationen, um damit die Kriterien zu prüfen und die Therapie entsprechend durchzuführen. Der implizierte Ansatz ist laut Page et al. mehr auf den Patienten fokussiert als auf Arzneimittel oder Erkrankungen. Hier kann mehr auf die Patientenpräferenzen eingegangen werden, aber die Methode ist deutlich umfangreicher, entsprechend zeitaufwendiger, abhängig vom Wissen des Patienten und möglicherweise mit einer geringeren Reliabilität verbunden [183]. Listen potenziell inadäquater Medikamente können eine Hilfestellung zur Vermeidung derjenigen Medikamente leisten, die sehr oft Probleme bei älteren Patienten bereiten und für die eine gute Alternative besteht [39]. Mit Hilfe der Experten war es im Rahmen eines Delphi-Verfahrens möglich, eine solche Liste erstmals für den deutschen Raum zu erarbeiten. Die Praktikabilität im klinischen Einsatz und den Nutzen im Sinne einer Verschreibungsoptimierung nachzuweisen bleibt weiteren Untersuchungen vorbehalten.

6. Zusammenfassung

Bestimmte Medikamente gelten aufgrund eines erhöhten Risikos unerwünschter Arzneimittelwirkungen und ihrer pharmakologischen Effekte als potenziell ungeeignet für ältere Patienten [146]. Bisherige internationale Listen solcher potenziell inadäquater Medikamente (PIM) sind zum Teil widersprüchlich, in ihrer Aussagekraft begrenzt und aufgrund von Unterschieden bei Arzneimittelzulassung, Therapieleitlinien und Verschreibungsverhalten nur bedingt auf Deutschland übertragbar. Folglich entsteht hierzulande nur ein geringer Anteil unerwünschter Arzneimittelwirkungen durch Arzneimittel, die auf einer dieser internationalen Listen geführt werden [206]. In Deutschland gibt es bisher nur wenige strukturierte Medikationsempfehlungen für die Behandlung multimorbider Patienten im Alter.

Das Ziel dieser Arbeit war die Entwicklung einer Liste potenziell inadäquater Medikamente für ältere multimorbide Patienten in Anlehnung an in den USA erstellte „Beers Liste" [17, 77]. Die zu entwickelnde Liste sollte neben Arzneimitteln, deren Anwendung allgemein bei älteren Patienten nicht geeignet ist, die bei bestimmten Erkrankungen nicht zu verwenden sind oder deren Dosierungen z. B. angepasst werden müssen, um unerwünschte Wirkungen zu vermeiden [77], zusätzlich Medikationsempfehlungen und Therapiealternativen beinhalten. Für die Erstellung einer an den deutschen Arzneimittelmarkt und hiesige Verordnungsgewohnheiten angepassten Liste waren verschiedene Arbeitsschritte notwendig: 1. Qualitative Analyse einer Auswahl internationaler Listen potenziell inadäquater Medikation für ältere Menschen [17, 77, 144, 165], 2. Literaturrecherche bezüglich bereits bekannter altersspezifischer Medikationsempfehlungen bzw. arzneimittelbezogener Probleme für häufig genutzte Arzneimittel im Alter, 3. Erstellung einer vorläufigen Liste potenziell inadäquater Medikamente und 4. eine zwei Runden umfassende, strukturierte Expertenbefragung zur Erstellung einer endgültigen Medikationsempfehlung für ältere multimorbide Patienten in Deutschland (Delphi-Methode). 27 deutschsprachige Experten acht verschiedener Fachrichtungen bewerteten 83 Arzneimittel als potenziell inadäquat für ältere Patienten. 26 Arzneimittel wurden mit einem vergleichbaren Risiko für ältere und jüngere Patienten beurteilt und für 46 Medikamente konnte auch nach der zweiten Befragungsrunde keine abschließende Beurteilung durch die Experten erfolgen. Einige der Arzneistoffe wurden im Verlauf der

Befragung nach Dosierungen, Indikationen oder Arzneiform getrennt bewertet. Für den Fall, dass die Verordnung des als potenziell inadäquat bewerteten Medikamentes nicht vermeidbar ist, z. B. aufgrund eines Mangels wirksamer Alternativen, gibt die PRISCUS-Liste Empfehlungen im Hinblick auf Monitoring-Parameter und Dosisanpassungen, um so das potenzielle UAW-Risiko nach Möglichkeit zu verringern. Neben Therapiealternativen werden Komorbiditäten benannt, bei denen die Arzneimittel, wenn möglich, nicht verwendet werden sollten.

Die PRISCUS-Liste unterscheidet sich erheblich von den vier untersuchten Listen potenziell inadäquater Medikamente [17, 77, 144, 165]. Es befinden sich zwar 64 der 83 Arzneimittel der PRISCUS-Liste auf mindestens einer dieser vier Listen, jedoch werden insgesamt weitere 124 potenziell inadäquate Arzneimittel auf den vier Listen aufgeführt, die sich nicht auf der PRISCUS-Liste befinden. 70 dieser 124 Medikamente sind in Deutschland nicht verfügbar, 37 Arzneimittel wurden aufgrund mangelnder Evidenz und/oder sehr geringer Verordnungszahlen nicht auf der vorläufigen Liste potenziell inadäquater Medikamente aufgeführt und 17 Arzneimittel wurden bei der PRISCUS-Delphi-Befragung von der Expertengruppe nicht als potenziell inadäquat beurteilt.

Aufgrund der mangelnden Verfügbarkeit von Daten zur Sicherheit und Wirksamkeit einiger Arzneistoffe bei älteren Menschen und der mangelnden Evidenz für Hinweise zum sicheren Umgang mit Arzneimitteln im Alter wurde die PRISCUS-Liste mit Hilfe einer Expertenbefragung (Delphi-Verfahren) entwickelt. In der internationalen Literatur finden sich zahlreiche Hinweise, dass die Anwendung solcher potenziell inadäquater Arzneistoffe mit einem erhöhten Risiko für unerwünschte Ereignisse assoziiert ist und man geht davon aus, dass die Vermeidung dieser Medikamente zur Verbesserung der Arzneimitteltherapiesicherheit im Alter beiträgt [u. a. 127, 231].

Zur Überprüfung der Praxistauglichkeit [237] muss auch die PRISCUS-Liste im Hinblick auf zwei Aspekte untersucht werden: I.) Überprüfung des Zusammenhangs zwischen der Verordnung von potenziell inadäquaten Medikamenten nach PRISCUS-Liste und unerwünschten Ereignissen, II.) Reduktion medikationsbezogener Komplikationen durch Vermeidung dieser Medikamente.

Die PRISCUS-Liste beansprucht kein Recht auf Vollständigkeit und ersetzt auch keine Patienten-individuellen Nutzen-Risiko-Bewertungen. Sie kann, auch durch die zahlreichen praktischen Hinweise, als Entscheidungshilfe dienen und die Ärzte und Apotheker bei der Arzneimitteltherapie älterer Patienten unterstützen.

Aufgrund neuer Arzneimittel, weiterer Forschungsergebnisse und Evidenzen ist eine regelmäßige Aktualisierung der PRISCUS-Liste notwendig [17, 146]. Des Weiteren ist eine Weiterentwicklung der PRISCUS-Liste zu einer PRISCUS-Top-Ten-Liste mit den wichtigsten potenziell inadäquaten Medikamenten, Arzneimittelinteraktionen und Monitoring-Parameter mit einer anschließenden Überprüfung auf Reduktion dieser Medikamente im Rahmen einer randomisierten kontrollierten Studie in Hausarztpraxen in einer zweiten Förderphase des PRISCUS-Verbundes geplant (Verbundprojekt: Entwicklung eines Modells zur gesundheitlichen Versorgung älterer Menschen mit mehrfachen Erkrankungen (PRISCUS II) – RIME study: Reduction of Inappropriate Medication in Elderly primary care patients, a cluster-randomised controlled trial).

7. Literaturverzeichnis

[1] Administration on Aging, US Department of Health and Human Services. A profile of older Americans: 2009; 2009 (http://www.aoa.gov/AoAroot/Aging_Statistics/Profile/2009/docs/2009profile_508.pdf, letzter Zugriff 04.08.2010)

[2] Akiyama T, Pawitan Y, Campbell WB, Papa L, Barker AH, Rubbert P, Friedman L, Keller M, Josephson RA. Effects of advancing age on the efficacy and side effects of antiarrhythmic drugs in post-myocardial infarction patients with ventricular arrhythmias. The CAST Investigators. J Am Geriatr Soc. 1992; 40: 666-72

[3] Akker M vd, Buntinx F, Knottnerus A: Comorbidity or multimorbidity: what's in a name? A review of the literature. Eur J Gen Pract. 1996; 2: 65-70

[4] Akker M vd, Buntinx F, Metsemakers JFM, Roos S, Knottnerus JA. Multimorbidity in general practice: prevalence, incidence, and determinants of co-occuring chronic and recurrent diseases. J Clin Epidemiol. 1998; 51: 367-75

[5] Anderson RU, Mobley D, Blank B, Saltzstein D, Susset J, Brown JS. Once daily controlled versus immediate release oxybutynin chloride for urge urinary incontinence. OROS Oxybutynin Study Group. J Urol. 1999; 161: 1809-12

[6] Anderson G, Horvath J. The growing burden of chronic disease in America. Public Health Rep. 2004; 119: 263-70

[7] Aparasu RR, Mort JR. Inappropriate prescribing for the elderly: Beers criteria-based review. Ann Pharmacother. 2000; 34: 338-46

[8] Aparasu RR, Mort JR. Prevalence, correlates, and associated outcomes of potentially inappropriate psychotropic use in the community-dwelling elderly. Am J Geriatr Pharmacother. 2004; 2: 102-11

[9] Armstrong RB, Dmochowski RR, Sand PK, Macdiarmid S. Safety and tolerability of extended-release oxybutynin once daily in urinary incontinence: combined results from two phase 4 controlled clinical trials. Int Urol Nephrol. 2007; 39: 1069-77

[10] Aronow WS. Prevalence of appropropriate and inappropriate indications for use of digoxin in older patients at the time of admission to a nursing home. J Am Geriatr Soc. 1996; 44: 558-90

[11] Arzneimittelkommission der deutschen Ärzteschaft. Zusammenhang zwischen ambulant erworbener Pneumonie und der Einnahme von antipsychotischen Medikamenten bei älteren Patienten. Dtsch Arztebl Int. 2010; 27: 1371-2

[12] Asch DA, Jedrziewski MK, Christakis NA. Response rates to mail surveys published in medical journals. J Clin Epidemiol. 1997; 50: 1129-36

[13] Astrand B, Astrand E, Antonov K, Petersson G. Detection of potential drug interactions - a model of a national pharmacy register. Eur J Clin Pharmacol. 2006; 62: 749-56

[14] Balogun SA, Preston M, Evans J. Potentially inappropriate medications in nursing homes: sources and correlates. Internet J Geriatrics and Gerontology. 2005; 2

[15] Barat I, Andreasen F, Damsgaard EM. The consumption of drugs by 75-year-old individuals living in their own homes. Eur J Clin Pharmacol. 2000; 56: 501-9

[16] Beers MH, Ouslander JG, Rollingher I, Reuben DB, Brooks J, Beck JC. Explicit criteria for determining inappropriate medication use in nursing home residents. Arch Intern Med. 1991; 151: 1825-32

[17] Beers MH. Explicit criteria for determining potentially inappropriate medication use by the elderly. Arch Intern Med. 1997; 157: 1531-6

[18] Beers MH, Baran RW, Frenia K. Drugs and the elderly, Part 1: The problems facing managed care. Am J Manag Care. 2000; 6: 1313-20

[19] Beijer HJM, de Blaey CJ. Hospitalisations caused by adverse drug reactions (ADR): a meta-analysis of observational studies. Pharm World Sci. 2002; 24: 46-54

[20] Berdot S, Bertrand M, Dartigues JF, Fourrier A, Tavernier B, Ritchie K, Alpérovitch A. Inappropriate medication use and risk of falls – A prospective study in a large community-dwelling elderly cohort. BMC Geriatr. 2009; 9: 30

[21] Berger A, Mychaskiw M, Dukes E, Edelsberg J, Oster G. Magnitude of potentially inappropriate prescribing in Germany among older patients with generalized anxiety disorder. BMC Geriatr. 2009; 9: 31

[22] Berthold HK, Steinhagen-Thiessen E. Arzneimitteltherapie im Alter - Wo liegen die Probleme? Was soll man tun, was muss man lassen? Internist. 2009; 50: 1415-24

[23] Bertsche T, Pfaff J, Schiller P, Kaltschmidt J, Pruszydlo MG, Stremmel W, Walter-Sack I, Haefeli WE, Encke J. Prevention of adverse drug reactions in intensive care patients by personal intervention based on an electronic clinical decision support system. Intensive Care Med. 2010; 36: 665-72

[24] Bjerrum L, Søgaard J, Hallas J, Kragstrup J. Polypharmacy: correlations with sex, age and drug regimen. Eur J Clin Pharmacol. 1998; 54: 197-202

[25] Blazer DG 2nd, Federspiel CF, Ray WA, Schaffner W. The risk of anticholinergic toxicity in the elderly: a study of prescribing practices in two populations. J Gerontol. 1983; 38: 31-5

[26] Bøhmer T, Røseth A. Prolonged digitoxin half-life in very elderly patients. Age Ageing. 1998; 27: 222-4

[27] Bongue B, Naudin F, Laroche ML, Galteau MM, Guy C, Guéguen R, Convers JP, Colvez A, Maarouf N. Trends of the potentially inappropriate medication consumption over 10 years in older adults in the East of France. Pharmacoepidemiol Drug Saf. 2009; 18: 1125-33

[28] Borchelt M. Potentielle Neben- und Wechselwirkungen der Multimedikation im Alter: Methodik und Ergebnisse der Berliner Altenstudie. Z Gerontol Geriat. 1995; 28: 420-8

[29] Borchelt M. Wichtige Aspekte der Pharmakotherapie beim geriatrischen Patienten. Bundesgesundheitsblatt-Gesundheitsforsch-Gesundheitsschutz. 2005; 48: 593-8

[30] Boyd CM, Darer J, Boult C, Fried LP, Boult L, Wu AW. Clinical practice guidelines and quality of care for older patients with multiple comorbid diseases. JAMA. 2005; 294: 716-24

[31] Brooks PM, Kean WF, Kassam Y, Buchanan WW. Problems of antiarthritic therapy in the elderly. J Am Geriatr Soc. 1984; 32: 229-34

[32] Bruchhausen F v, Lemmer B (eds.). Arzneimitteltherapie für ältere Menschen. Heidelberg: Springer Medizin Verlag 1999

[33] Buck MD, Atreja A, Brunker CP, Jain A, Suh TT, Palmer RM, Dorr DA, Harris CM, Wilcox AB. Potentially inappropriate medication prescribing in outpatient practices: prevalence and patient characteristics based on electronic health records. Am J Geriatr Pharmacother. 2009; 7: 84-92

[34] Budnitz DS, Pollock DA, Weidenbach KN, Mendelsohn AB, Schroeder TJ, Annest JL. National surveillance of emergency department visits for outpatient adverse drug events. JAMA. 2006; 296: 1858-66

[35] Budnitz DS, Shehab N, Kegler SR, Richards CL. Medication use leading to emergency department visits for adverse drug events in older adults. Ann Intern Med. 2007; 147: 755-65

[36] Bugeja G, Kumar A, Banerjee AK. Exclusion of elderly people from clinical research: a descriptive study of published reports. BMJ. 1997; 315: 1059

[37] Bundesministerium für Gesundheit. Aktionsplan 2008/2009 zur Verbesserung der Arzneimitteltherapiesicherheit. 2007; S. 26 (http://www.ap-amts.de/, letzter Zugriff 05.07.2010)

[38] Burkhardt H, Wehling M, Gladisch R. Prävention unerwünschter Arzneimittelwirkungen bei älteren Patienten. Z Gerontol Geriat. 2007; 40: 241-54

[39] Burkhardt H, Wehling M. Probleme bei der Pharmakotherapie älterer Patienten. Internist. 2010; 51: 737-47

[40] Bushardt RL, Massey EB, Simpson TW, Ariail JC, Simpson KN. Polypharmacy: misleading, but manageable. Clinical Interventions in Aging 2008; 3: 383-9

[41] Cadieux RJ. Drug interactions in the elderly. How multiple drug use increases risk exponentially. Postgrad Med. 1989; 86: 179-86

[42] Campbell AM, Econ MA, Cantrill JA. Consensus methods in prescribing research. J Clin Pharm Ther. 2001; 26: 5-14

[43] Campbell SE, Seymour DG, Primrose WR. A systematic literature review of factors affecting outcome in older medical patients admitted to hospital. Age Ageing. 2004; 33: 110-5

[44] Canadian Institute for Health Information. Drug Use Among Seniors on Public drug Programs in Canada, 2002 to 2008 (Ottawa, Ont.: CIHI, 2010), (www.cihi.ca, letzter Zugriff 23.07.2010)

[45] Cannon KT, Choi MM, Zuniga MA. Potentially innappropriate medication use in elderly patients receiving home health care: a retrospective data analysis. Am J Geriatr Pharmacother. 2006; 4: 134-43

[46] Chrischilles EA, VanGilder R, Wright K, Kelly M, Wallace RB. Inappropriate medication use as a risk factor for self-reported adverse drug effects in older adults. J Am Geriatr Soc. 2009; 57: 1000-6

[47] Coca V, Nink K. Arzneimittelverordnungen nach Alter und Geschlecht. In: Schwabe U, Paffrath D (eds.). Arzneiverordnungsreport 2010. Heidelberg: Springer Medizin Verlag 2010; 933-46

[48] Cockcroft DW, Gault MH. Prediction of creatinine clearance from serum creatinine. Nephron. 1976; 16: 31-41

[49] Cohn CK, Shrivastava R, Mendels J, Cohn FB, Fabre LF, Claghorn JL, Dessain EC, Itil TM, Lautin A. Double-blind, multicenter comparison of sertraline and amitriptyline in elderly depressed patients. J Clin Psychiatry. 1990; 51 Suppl B: 28-33

[50] Crownover BK. Implementation of the Beers criteria: sticks and stones - or throw me a bone. J Managed Care Pharm. 2005; 11: 416-7

[51] Cruciol-Souza JM, Thomson JC. Prevalence of potential drug-drug interactions and its associated factors in a Brazilian teaching hospital. J Pharm Pharmaceut Sci. 2006; 9: 427-33

[52] Curtis LH, Østbye T, Sendersky V, Hutchison S, Dans PE, Wright A, Woosley RL, Schulman KA. Inappropriate prescribing for elderly Americans in a large outpatient population. Arch Intern Med. 2004; 164: 1621-5

[53] Dalkey NC. The Delphi method: an experimental study of a group opinion. Rand Corporation, Santa Monica, RM–5888-PR; 1969

[54] Davies RK, Tucker GL, Harrow M, Detre TP. Confusional episodes and antidepressant medication. Am J Psychiatry. 1971; 128: 95-9

[55] Davila GW, Daugherty CA, Sanders SW; Transdermal Oxybutynin Study Group. A short-term, multicenter, randomized double-blind dose titration study of the efficacy and anticholinergic side effects of transdermal compared to immediate release oral oxybutynin treatment of patients with urge urinary incontinence. J Urol. 2001; 166: 140-5

[56] Deutsches Institut für Medizinische Dokumentation und Information (DIMDI) (eds.). Anatomisch-therapeutisch-chemische Klassifikation mit Tagesdosen – Amtliche Fassung des ATC-Index mit DDD-Angaben für Deutschland im Jahre 2010 (http://www.dimdi.de/dynamic/de/klassi/downloadcenter/atcddd/version 2010/atc-ddd-amtlich-2010.pdf, letzter Zugriff 14.11.2010)

[57] Drenth-van Maanen AC, Marum RJ v, Knol W, Linde CMJ vd, Jansen PAF. Prescribing optimization method for improving prescribing in elderly patients receiving polypharmacy. Drugs Aging. 2009; 26: 687-701

[58] Ensrud KE, Blackwell TL, Mangione CM, Bowman PJ, Whooley MA, Bauer DC, Schwartz AV, Hanlon JT, Nevitt MC; for the study of osteoporotic fractures research group. Central nervous system active medications and risk for falls in older women. J Am Geriatr Soc. 2002; 50:1629-37

[59] Ensrud KE, Blackwell TL, Mangione CM, Bowman PJ, Bauer DC, Schwartz AV, Hanlon JT, Nevitt MC, Whooley MA; for the study of osteoporotic fractures research group. Central nervous system active medications and risk for fractures in older women. Arch Intern Med. 2003; 163: 949-57

[60] Erdmann E. Therapie der chronischen Herzinsuffizienz. In: Platt D, Mutschler E (eds). Pharmakotherapie im Alter – Ein Lehrbuch für Praxis und Klinik. Stuttgart: Wissenschaftliche Verlagsgesellschaft 1999; 35-67

[61] Estler CJ. Arzneimittel im Alter: Grundlagen für die Arzneimitteltherapie des älteren Menschen. 2. Auflage 1997. Stuttgart: Wissenschaftliche Verlagsgesellschaft 1997

[62] Fachinformationen der pharmazeutischen Hersteller (www.fachinfo.de)

[63] Fachinformation Ambene® Tabletten, Merckle Recordati GmbH, Stand März 2007 (www.fachinfo.de)

[64] Fachinformation Amitriptylin-Sandoz 100 mg Retardtablette, Sandoz Pharmaceuticals GmbH, Stand März 2007 (www.fachinfo.de)

[65] Fachinformation Catapresan® 150 Mikrogramm/ml Injektionslösung, Catapresan® 75 Tabletten, Catapresan® 150 Tabletten, Catapresan® 300 Tabletten, Boehringer Ingelheim Pharma GmbH & Co. KG, Stand März 2010 (www.fachinfo.de)

[66] Fachinformation Digimerck® pico 0,05 mg, Digimerck® minor 0,07 mg, Digimerck® 0,1 mg Tabletten, Digimerck® Ampullen 0,1 mg, Digimerck® Ampullen 0,25 mg, Merck Pharma GmbH, Stand November 2008 (www.fachinfo.de)

[67] Fachinformation Efient®, Eli Lilly - DAIICHI-SANKYO Deutschland GmbH, Stand September 2009 (www.fachinfo.de)

[68] Fachinformation Ibuprofen STADA® 400 mg, - 600 mg Filmtabletten, STADApharm GmbH, Stand August 2004 (www.fachinfo.de)

[69] Fachinformation Indomet-ratiopharm® 25 mg/- 50 mg Hartkapseln, Indomet-ratiopharm® 75 mg Retardkapseln, ratiopharm GmbH, Stand Juli 2007 (www.fachinfo.de)

[70] Fachinformation Lenoxin® 0,25 mg Tabletten, Lenoxin® mite 0,125 mg Tabletten, Lenoxin® Liquidum, GlaxoSmithKline GmbH & Co. KG, Stand August 2006 (www.fachinfo.de)

[71] Fachinformation Naproxen STADA®, STADApharm GmbH, Stand August 2007 (www.fachinfo.de)

[72] Fachinformation Risperidon-ratiopharm® Filmtabletten, ratiopharm GmbH, Stand März 2010 (www.fachinfo.de)

[73] Fachinformation Zyprexa®, Lilly Deutschland GmbH, Stand November 2007 (www.fachinfo.de)

[74] Feinstein AR, Horwitz RI. Problems in the "Evidence" of "Evidence-based Medicine". Am J Med. 1997; 103: 529-35

[75] Fialová D, Topinková E, Gambassi G, Finne-Soveri H, Jónsson PV, Carpenter I, Schroll M, Onder G, Wergeland Sørbye L, Wagner C, Reissigová J, Bernabei R; for the AdHOC Project Research Group. Potentially inappropriate medication use among elderly home care patients in Europe. JAMA. 2005; 293: 1348-58

[76] Fick DM, Waller JL, Maclean JR, Heuvel RV, Tadlock JG, Gottlieb M, Cangialose CB. Potentially inappropriate medication use in a medicare managed care population: Association with higher costs and utilization. J Managed Care Pharm. 2001; 7: 407-13

[77] Fick DM, Cooper JW, Wade WE, Waller JL, Maclean R, Beers MH. Updating the Beers criteria for potentially inappropriate medication use in older adults. Results of a US consensus panel of experts. Arch Intern Med. 2003; 163: 2716-24

[78] Fillenbaum GG, Hanlon JT, Landerman LR, Artz MB, O'Connor H, Dowd B, Gross CR, Boult C, Garrard J, Schmader KE. Impact of inappropriate drug use on health services utilization among representative older community-dwelling residents. Am J Geriatr Pharmacother. 2004; 2: 92-101

[79] Fortin M, Lapointe L, Hudon C, Vanasse A, Ntetu AL, Maltais D. Multimorbidity and quality of life in primary care: a systematic review. Health Qual Life Outcomes. 2004; 2: 51

[80] Fortin M, Bravo G, Hudon C, Vanasse A, Lapointe L. Prevalence of multimorbidity among adults seen in family practice. Ann Fam Med. 2005; 3: 223-8

[81] Fortin M, Lapointe L, Hudon C, Vanasse A. Multimorbidity is common to family practice: is it commonly researched? Can Fam Physician. 2005; 51: 244-50

[82] Fortin M, Bravo G, Hudon C, Lapointe L, Almirall J, Dubois MF, Vanasse A. Relationship between multimorbidity and health-related quality of life of patients in primary care. Qual Life Res. 2006; 15: 83-91

[83] Fortin M, Hudon C, Haggerty J, Akker M vd, Almirall J. Prevalence estimates of multimorbidity. A comparative study of two sources. BMC Health Serv Res. 2010; 10: 111-6

[84] Foy A, O'Connell D, Henry D, Kelly J, Cocking S, Halliday J. Benzodiazepine use as a cause of cognitive impairment in elderly hospital inpatients. J Gerontol A Biol Sci Med Sci. 1995; 50: M99-106

[85] Gabriel SE, Jaakkimainen L, Bombardier C. Risk of serious gastrointestinal complications related to use of nonsteroidal anti-inflammatory drugs. A meta-analysis. Ann Intern Med. 1991; 115: 787-96

[86] Gallagher P, Barry P, O'Mahony D. Inappropriate prescribing in the elderly. J Clin Pharm Ther. 2007; 32: 113-21

[87] Gallagher PF, Barry PJ, Ryan C, Hartigan I, O'Mahony D. Inappropriate prescribing in an acutely ill population of elderly patients as determined Beers' criteria. Age Ageing. 2008; 37: 96-101

[88] Gallagher P, O'Mahony D. STOPP (Screening Tool of Older Persons' potentially inappropriate Prescriptions): application to acutely ill elderly patients and comparison with Beers' criteria. Age Ageing. 2008; 37: 673-9

[89] Gallagher P, Ryan C, Byrne S, Kennedy J, O'Mahony D. STOPP (Screening Tool of Older Persons' Prescription) and START (Screening Tool to Alert doctors to Right Treatment). Consensus validation. Int J Clin Pharmacol Ther. 2008; 46: 72-83

[90] García Rodríguez LA, Jick H. Risk of upper gastrointestinal bleeding and perforation associated with individual non-steroidal anti-inflammatory drugs. Lancet. 1994; 343: 769-72

[91] García Rodríguez LA, Cattaruzzi C, Troncon MG, Agostinis L. Risk of hospitalization for upper gastrointestinal tract bleeding associated with ketorolac, other nonsteroidal anti-inflammatory drugs, calcium antagonists, and other antihypertensive drugs. Arch Intern Med. 1998; 158: 33-9

[92] Gijsen R, Hoeymans N, Schellevies FG, Ruwaard D, Satariano WA, Bos GAM vd. Causes and consequences of comorbidity: a review. J Clin Epidemiol. 2001; 54: 661-74

[93] Gill SS, Bronskill SE, Normand SLT, Anderson GM, Sykora K, Lam K, Bell CM, Lee PE, Fischer HD, Herrmann N, Gurwitz JH, Rochon PA. Antipsychotic drug use and mortality in older adults with dementia. Ann Intern Med. 2007; 146: 757-86

[94] Glaeske G, Janhsen K. GEK-Arzneimittel-Report 2006. Bremen, Schwäbisch Gmünd: Schriftenreihe zur Gesundheitsanalyse. 2006; 44: 100-23

[95] Goede V, Hallek M. Ältere Patienten in klinischen Studien. Internist. 2007; 48: 1232-8

[96] Gray SL, Penninx BW, Blough DK, Artz MB, Guralnik JM, Wallace RB, Buchner DM, LaCroix AZ. Benzodiazepine use and physical performance in community-dwelling older women. J Am Geriatr Soc. 2003; 51: 1563-70

[97] Gray SL, LaCroix AZ, Hanlon JT, Penninx BWJH, Blough DK, Leveille SG, Artz MB, Guralnik JM, Buchner DM. Benzodiazepine use and physical disability in community-dwelling older adults. J Am Geriatr Soc. 2006; 54: 224–30

[98] Griens AMGF, Tinke JL, Vaart RJ vd: Facts and figures 2008. Foundation for Pharmaceutical Statistics (Stichting Farmaceutische Kengetallen), 2008 (http://www.sfk.nl, letzter Zugriff 8.2.2010)

[99] Gurwitz JH, Field TS, Harrold LR, Rothschild J, Debellis K, Seger AC, Cadoret C, Fish LS, Garber L, Kelleher M, Bates DW. Incidence and preventability of adverse drug events among older persons in the ambulatory setting. JAMA. 2003; 289: 1107-16

[100] Gurwitz JH. Polypharmacy - A new paradigm for quality drug therapy in the elderly? Arch Intern Med. 2004; 164: 1957-9

[101] Guyatt G. Evidence-based medicine [editorial]. ACP J Club. 1991; 114: A-16

[102] Häder M. Delphi-Befragungen – ein Arbeitsbuch. 1st edition. Wiesbaden: Westdeutscher Verlag 2002

[103] Haider SI, Johnell K, Thorslund M, Fastbom J. Trends in polypharmacy and potential drug-drug interactions across educational groups in elderly patients in Sweden for the period 1992-2002. Int J Clin Pharmacol Ther. 2007; 45: 643-53

[104] Hajjar ER, Hanlon JT, Artz MB, Lindblad CI, Pieper CF, Sloane RJ, Ruby CM, Schmader KE. Adverse drug reaction risk factors in older outpatients. Am J Geriatr Pharmacother. 2003; 1: 82-9

[105] Hajjar ER, Hanlon JT, Sloane RJ, Lindblad CI, Pieper CF, Ruby CM, Branch LC, Schmader KE. Unnecessary drug use in frail older people at hospital discharge. J Am Geriatr Soc. 2005; 53: 1518-23

[106] Hajjar ER, Cafiero AC, Hanlon JT. Polypharmacy in elderly patients. Am J Geriatr Pharmacoth. 2007; 4: 345-51

[107] Handler SM, Hanlon JT, Perera S, Roumani YF, Nace DA, Fridsma DB, Saul MI, Castle NG, Studenski SA. Consensus list of signals to detect potential adverse drug reactions in nursing homes. J Am Geriatr Soc. 2008; 56: 808-15

[108] Hanlon JT, Schmader KE, Samsa GP, Weinberger M, Uttech KM, Lewis IK, Cohen HJ, Feussner JR. A method for assessing drug therapy appropriateness. J Clin Epidemiol. 1992; 45: 1045-51

[109] Hanlon JT, Horner RD, Schmader KE, Fillenbaum GG. Benzodiazepine use and cognitive function among community-dwelling elderly. Clin Pharmacol Ther. 1998; 64: 684-92.

[110] Hanlon JT, Schmader KE, Ruby CM, Weinberger M. Suboptimal prescribing in older inpatients and outpatients. J Am Geriatr Soc. 2001; 49: 200-9

[111] Hanlon JT, Fillenbaum GG, Kuchibhatla M, Artz MB, Boult C, Gross CR, Garrard J, Schmader KE. Impact of inappropriate drug use on mortality and functional status in representative community dwelling elders. Med Care. 2002; 40: 166-76

[112] Haupt M, Cruz-Jentoft A, Jeste D. Mortality in elderly dementia patients treated with risperidone. J Clin Psychopharm. 2006; 26: 566-70

[113] Hay-Smith J, Herbison P, Ellis G, Morris A. Which anticholinergic drug for overactive bladder symptoms in adults. Cochrane Database Syst Rev. 2005; 3:CD005429

[114] Henry D, Lim LL, García-Rodriguez LA, Perez Gutthann S, Carson JL, Griffin M, Savage R, Logan R, Moride Y, Hawkey C, Hill S, Fries JT. Variability in risk of gastrointestinal complications with individual nonsteroidal anti-inflammatory drugs: results of a collaborative meta-analysis. BMJ. 1996; 312: 1563-6

[115] Hernández-Díaz S, Rodríguez LA. Association between nonsteroidal anti-inflammatory drugs and upper gastrointestinal tract bleeding/perforation: an overview of epidemiologic studies published in the 1990s. Arch Intern Med. 2000; 160: 2093-9.

[116] Hessel A, Gunzelmann T, Geyer M, Brähler E. Inanspruchnahme medizinischer Leistungen und Medikamenteneinnahme bei über 60jährigen in Deutschland - gesundheitliche, sozialstrukturelle, soziodemographische und subjektive Faktoren. Z Gerontol Geriat. 2000; 33: 289-99

[117] Higashi T, Shekelle PG, Solomon DH, Knight EL, Roth C, Chang JT, Kamberg CJ, MacLean CH, Young RT, Adams J, Reuben DB, Avorn J, Wenger NS. The quality of pharmacologic care for vulnerable older patients. Ann Intern Med. 2004; 140: 714-20

[118] Hilmer SN, Mager DE, Simonsick EM, Cao Y, Ling SM, Windham BG, Harris TB, Hanlon JT, Rubin SM, Shorr RI, Bauer DC, Abernethy DR. A drug burden index to define the functional burden of medications in older people. Arch Intern Med. 2007; 167: 781-7

[119] Hilmer SN, Gnjidic D. The effects of polypharmacy in older adults. Clin Pharmacol Ther. 2009; 85: 86-88

[120] Hippius M, Humaid B, Sicker T, Hoffmann A, Göttler M, Hasford J. Adverse drug reaction monitoring - digitoxin overdosage in the elderly. Int J Clin Pharmacol Ther. 2001; 39: 336-43

[121] Hohnloser SH, Meinertz T, Stubbs P, Crijns HJ, Blanc JJ, Rizzon P, Cheuvart B. Efficacy and safety of d-sotalol, a pure class III antiarrhythmic compound, in patients with symptomatic complex ventricular ectopy. Results of a multicenter, randomized, double-blind, placebo-controlled dose-finding study. The d-Sotalol PVC Study Group. Circulation. 1995: 92: 1517-25

[122] Holt S, Schmiedl S, Thürmann PA. Potentially inappropriate medication in the elderly - PRISCUS list. Dtsch Arztebl Int. 2010; 107: 543-51

[123] Hooft CS vd, Jong GW, Dieleman JP, Verhamme KM, Cammen TJ vd, Stricker BH, Sturkenboom MC. Inappropriate drug prescribing in older adults: the updated 2002 Beers criteria - a population-based cohort study. Br J Clin Pharmacol. 2005; 60: 137-44

[124] Hooft CS vd, Sturkenboom MC, Grootheest K v, Kingma HJ, Stricker BH. Adverse drug reaction-related hospitalisations. Drug Saf. 2006; 29: 161-8

[125] Information Center (Health Care). Prescriptions dispensed in the community statistics for 1997 to 2007: England. 2007 (http://www.ic.nhs.uk/webfiles/publications/PCA%20 publication/ Final%20version%20210708.pdf, letzter Zugriff 14.11.2010)

[126] Janhsen K, Glaeske G. Prescription of drugs that should be avoid in the elderly: Beers' and other lists. Düsseldorf: German Medical Science GMS Publishing House; 2006: Doc 06gaa12 (http://www.egms.de/en/meetings/gaa 2006/0gaa12.shtml, letzter Zugriff 14.11.2010)

[127] Jano E, Aparasu RR. Healthcare outcomes associated with Beers' criteria: a systematic review. Ann Pharmacother. 2007; 41: 438-48

[128] Johnell K, Klarin I. The relationship between number of drugs and potential drug-drug interactions in the elderly. Drug Saf. 2007; 30: 911-8

[129] Johnson AG. NSAIDs and blood pressure. Clinical importance for older people. Drugs Aging. 1998; 12: 17-27

[130] Jones J, Hunter D. Consensus methods for medical and health services research. BMJ. 1995; 311: 376-80

[131] Junius U, Schultz C, Fischer G. Evidenz-basiertes präventives Assessment für betagte Patienten. Z Allg Med. 2003; 79: 143-8

[132] Junius-Walker U, Theile G, Hummers-Pradier E. Prevalence and predictors of polypharmacy among older primary care patients in Germany. Fam Pract. 2007; 24: 14-9

[133] Kaufman DW, Kelly JP, Rosenberg L, Anderson TE, Mitchell AA. Recent patterns of medication use in the ambulatory adult population of the United States. The Slone Survey. JAMA. 2002; 287: 337-44

[134] Kaur S, Mitchell G, Vitetta L, Roberts MS. Interventions that can reduce inappropriate prescribing in the elderly. Drugs Aging. 2009; 26: 1013-28

[135] Klarin I, Wimo A, Fastbom J. The association of inappropriate drug use with hospitalisation and mortality – a population.based study of the very old. Drugs Aging. 2005; 22: 69-82

[136] Knight EL, Avorn J. Quality Indicators for appropriate medication use in vulnerable elders. Ann Intern Med. 2001; 135: 703-10

[137] Köhler GI, Bode-Böger SM, Busse R, Hoopmann M, Welte T, Böger RH. Drug-drug interactions in medical patients: Effects of in-hospital treatment and relation to multiple drug use. Int J Clin Pharmacol Ther. 2000; 38: 504-13

[138] Krähenbühl-Melcher A, Schlienger R, Lampert M, Haschke M, Drewe J, Krähenbühl S. Drug-related problems in hospitals - A review of the recent literature. Drug Saf. 2007; 30: 379-407

[139] Kuijpers MA, Marum RJ v, Egberts AC, Jansen PA; OLDY (OLd people Drugs & dYsregulations) Study Group. Relationship between polypharmacy and under-prescribing. Br J Clin Pharmacol. 2008; 65: 130-3

[140] Lanas A, García-Rodríguez LA, Arroyo MT, Gomollón F, Feu F, González-Pérez A, Zapata E, Bástida G, Rodrigo L, Santolaria S, Güell M, de Argila CM, Quintero E, Borda F, Piqué JM; on behalf of the Investigators of the Asociación Espanõla de Gastroenterología (AEG). Risk of upper gastrointestinal ulcer bleeding associated with selective cyclo-oxygenase-2 inhibitors, traditional non-aspirin non-steroidal anti-inflammatory drugs, aspirin and combinations. Gut. 2006; 55: 1731-8

[141] Landi F, Onder G, Cesari M, Barillaro C, Russo A, Bernabei R; Silver Network Home Care Study Group. Psychotropic medications and risk for falls among community-dwelling frail older people: an observational study. J Gerontol A Biol Sci Med Sci. 2005; 60: 622-6

[142] Landi F, Russo A, Liperoti R, Barillaro C, Danese P, Pahor M, Bernabei R, Onder G. Impact of inappropriate drug use on physical performance among a frail elderly population living in the community. Eur J Clin Pharmacol. 2007; 63: 791-9

[143] Lapane KL, Spooner JJ, Mucha L, Straus WL. Effect of nonsteroidal anti-inflammatory drug use on the rate of gastrointestinal hospitalizations among people living in long-term care. J Am Geriatr Soc. 2001; 49: 577-84

[144] Laroche ML, Charmes JP, Merle L. Potentially inappropriate medications in the elderly: a French consensus panel list. Eur J Clin Pharmacol. 2007; 63: 725-31

[145] Laroche ML, Charmes JP, Nouaille Y, Picard N, Merle L. Is inappropriate medication use a major cause of adverse drug reactions in the elderly? Br J Clin Pharmacol. 2007; 63: 177-86

[146] Laroche ML, Charmes JP, Bouthier F, Merle L. Inappropriate medications in the elderly. Clin Pharmacol Ther. 2009; 85: 94-7

[147] Lau DT, Kasper JD, Potter DE, Lyles A. Potentially inappropriate medication pres-criptions among elderly nursing home residents: their scope and associated resident and facility characteristics. Health Serv Res. 2004; 39: 1257-76

[148] Lau DT, Kasper JD, Potter DE, Lyles A, Bennett RG. Hospitalization and death associated with potentially inappropriate medication prescriptions among elderly nursing home residents. Arch Intern Med. 2005; 165: 68-74

[149] Lazarou J, Pomeranz BH, Corey PN. Incidence of adverse drug reactions in hospitalized patients. JAMA. 1998; 279: 1200-5

[150] Lechevallier-Michel N, Gautier-Bertrand M, Alpérovitch A, Berr C, Belmin J, Legrain S, Saint-Jean O, Tavernier B, Dartigues JF, Fourrier-Réglat A; 3C Study group. Frequency and risk factors of potentially inappropriate medication use in a community-dwelling elderly population: results from the 3C Study. Eur J Clin Pharmacol. 2005; 60: 813-9

[151] Leendertse AJ, Egberts ACG, Stoker LJ, Bemt PMLA vd. Frequency of and risk factors for preventable medication-related hospital admissions in the Netherlands. Arch Intern Med. 2008; 168: 1890-6

[152] Leipzig RM, Cumming RG, Tinetti ME. Drugs and falls in older people: a systematic review and meta-analysis: I. Psychotropic drugs. J Am Geriatr Soc. 1999; 47: 30-9

[153] Leipzig RM, Cumming RG, Tinetti ME. Drugs and falls in older people: a systematic review and meta-analysis: II. Cardiac and analgesic drugs. J Am Geriatr Soc. 1999; 47: 40-50

[154] Leitlinien der französischen Arzneimittel-Behörde zur Arzneimittel-Verordnung für Ältere, 2005: Agence Française de Sécurité Sanitaire des Produits de Santé, AFFSaPS. (http://agmed.sante.gouv.fr/htm/10/iatro/iatro.pdf)

[155] Leitliniengruppe Hessen (Bergert FW, Braun M, Clarius H, Ehrenthal K, Feßler J, Gross J, Gundermann K, Hesse H, Hintze J, Hüttner U, Kluthe B, Lang-Heinrich W, Liesenfeld A, Luther E, Pchalek R, Schütz A, Seffrin J, Vetter G, Wolfring HJ, Zimmermann U). Hausärztliche Leitlinie Geriatrie, Teil 1 und 2. Version 1.0 2008 (http://www.leitlinien.de/mdb/downloads/geraitrie/hessen, letzter Zugriff 05.07.2010)

[156] Lernfelt B, Samuelsson O, Skoog I, Landahl S. Changes in drug treatment in the elderly between 1971 and 2000. Eur J Clin Pharmacol. 2003; 59: 637-44.

[157] Levey AS, Bosch JP, Breyer Lewis J, Greene T, Rogers N, Roth D. A more accurate method to estimate glomerular filtration rate from serum creatinine: a new prediction equation. Ann Intern Med. 1999; 130: 461-70

[158] Linjakumpu T, Hartikainen S, Klaukka T, Veijola J, Kivelä SL, Isoaho R. Use of medications and polypharmacy are increasing among the elderly. J Clin Epidemiol. 2002; 55: 809-17

[159] Lund BC, Carnahan RM, Egge JA, Chrischilles EA, Kaboli PJ. Inappropriate prescribing predicts adverse drug events in older adults. Ann Pharmacother. 2010; 44: 957-63

[160] Mallet L, Spinewine A, Huang A. Prescribing in elderly people 2: the challenge of managing drug interactions in elderly people. Lancet. 2007; 370: 185-91

[161] Mangoni AA, Jackson SHD. Age-related changes in pharmacokinetics and pharmacodynamics: basic principles and practical applications. Br J Clin Pharmacol. 2003; 57: 6-14

[162] Marengoni A, Winblad B, Karp A, Fratiglioni L. Prevalence of chronic diseases and multimorbidity among the elderly population in Sweden. Am J Public Health. 2008; 98: 1198-200

[163] Matell MS, Jacoby J. Is there an optimal number of alternatives for Likert scale items? I: reliability and validity. Educ Psychiol Measure.1971; 31: 657-74

[164] Mattison MLP, Afonso KA, Ngo LH, Mukamal KJ. Preventing potentially inappropriate medication use in hospitalized older patients with a computerized provider order entry warning system. Arch Intern Med. 2010; 170: 1331-6

[165] McLeod PJ, Huang A, Tamblyn RM, Gayton DC. Defining inappropriate practices in prescribing for elderly people: a national consensus panel. Can Med Assoc J. 1997; 156: 385-91

[166] Micromedex Healthcare Series. Internet database: Greenwood Village, Colo: Thomson Reuters (Healthcare) Inc. Updated periodically. (www.thomsonhc.com/home/dispatch, letzer Zugriff 05.07.2010)

[167] Milton JC, Hill-Smith I, Jackson SHD. Prescribing for older people. BMJ 2008; 336: 606-9

[168] Moore N, Lecointre D, Noblet C, Mabille M. Frequency and cost of serious adverse drug reactions in a department of general medicine. Br J Clin Pharmacol. 1998; 45: 301-8

[169] Moore TJ, Cohen MR, Furberg CD. Serious adverse drug events reported to the food and drug administration, 1998-2005. Arch Intern Med. 2007; 167: 1752-9

[170] Morgan T, Anderson A. The effect of nonsteroidal anti-inflammatory drugs on blood pressure in patients treated with different antihypertensive drugs. J Clin Hypertens. 2003; 5: 53-7

[171] Moura C, Acurcio F, Belo N. Drug-drug interactions associated with length of stay and cost of hospitalization. J Pharm Pharmaceut Sci. 2009; 12: 266-71

[172] Nair BR. Evidence based medicine for older people: available, accessible, acceptable, adaptable? Australasian J Ageing. 2002; 21: 58-60

[173] National Statistics. Key Population and Vital Statistics, Population, Aging, 2009 (http://www.statistics.gov.uk/cci/nugget_print.asp?ID=949, letzter Zugriff 17.06.2010)

[174] Naugler CT, Brymer C, Stolee P, Arcese ZA. Development and validation of an improving prescribing in the elderly tool. Can J Clin Pharmacol. 2000; 7: 103-7

[175] Neutel CI, Hirdes JP, Maxwell CJ, Patten SB. New evidence on benzodiazepine use and falls: the time factor. Age Ageing. 1996; 25: 273-8

[176] Niwata S, Yamada Y, Ikegami N. Prevalence of inappropriate mediaction using Beers criteria in Japanese long-term care facilities. BMC Geriatr. 2006; 6: 1-7

[177] Österreichische Apothekerkammer. Die Österreichische Apotheke in Zahlen, 2010 (http:///www.apotheker.at, letzter Zugriff 17.06.2010)

[178] Office for National Statistics. Key population and vital statistics. 2007 (http://www.statistics.gov.uk/downloads/theme_population/KPVS342007/KPVS 2007. pdf, letzter Zugriff 27.05.2010)

[179] Ofman JJ, Maclean CH, Straus WL, Morton SC, Berger ML, Roth EA, Shekelle PG. Meta-analysis of dyspepsia and nonsteroidal antiinflammatory drugs. Arthritis Rheum. 2003; 49: 508-18

[180] Onder G, Pedone C, Landi F, Cesari M, Della Vedova C, Bernabei R, Gambassi G. Adverse drug reactions as cause of hospital admissions: results from the Italian Group of Pharmacoepidemiology in the Elderly (GIFA). J Am Geriatr Soc. 2002; 50: 1962-8

[181] Onder G, Landi F, Liperoti R, Fialová D, Gambassi G, Bernabei R. Impact of inappropriate drug use among hospitalized older adults. Eur J Clin Pharmacol. 2005; 61: 453-9

[182] Page RL, Ruscin JM. The risk of adverse drug events and hospital-related morbidity and mortality among older adults with potentially inappropriate medication use. Am J Geriatr Pharmacother. 2006; 4: 297-305

[183] Page RL, Linnebur SA, Bryant LL, Ruscin JM. Inappropriate prescribing in the hospitalized elderly patients: defining the problem, evaluation tools, and possible solutions. Clin Interv Aging. 2010; 5: 75-87

[184] Pahor M, Guralnik JM, Corti MC, Foley DJ, Carbonin P, Havlik RJ. Long-term survival and use of antihypertensive medications in older persons. J Am Geriatr Soc. 1995; 43: 1191-7

[185] Passaro A, Volpato S, Romagnoni F, Manzoli N, Zuliani G, Fellin R; for the Gruppo Italiano di Farmacovigilanza nell'Anziano. Benzodiazepines with different half-life and falling in a hospitalized population: the GIFA study. J Clin Epidemiol. 2000; 53: 1222-9

[186] Peters E, Pritzkuleit R, Beske F, Katalinic A. Demografischer Wandel und Krankheitshäufigkeiten - eine Projektion bis 2050. Bundesgesundheitsblatt. 2010; 53: 417-26

[187] Pierfitte C, Macouillard G, Thicoïpe M, Chaslerie A, Pehourcq F, Aïssou M, Martinez B, Lagnaoui R, Fourrier A, Bégaud B, Dangoumau J, Moore N. Benzodiazepines and hip fractures in elderly people: case-control study. BMJ. 2001; 322: 704–8

[188] Pirmohamed M, James S, Meakin S, Green C, Scott AK, Walley TJ, Farrar K, Park BK, Breckenridge AM. Adverse drug reactions as cause of admission to hospital: prospective analysis of 18820 patients. BMJ. 2004; 329: 15-9

[189] Pitkala KH, Strandberg TE, Tilvis RS. Innapropriate drug prescribing in home-dwelling, elderly patients. Arch Intern Med. 2002; 162: 1707-12

[190] Platt D, Mühlberg W. Bedeutung der Pharmakokinetik für die medikamentöse Behandlung multimorbider Alterspatienten. In: Platt D, Mutschler E (eds). Pharmakotherapie im Alter – Ein Lehrbuch für Praxis und Klinik. Stuttgart: Wissenschaftliche Verlagsgesellschaft 1999; 3-20

[191] Platt D, Mutschler E (eds). Pharmakotherapie im Alter – Ein Lehrbuch für Praxis und Klinik. Stuttgart: Wissenschaftliche Verlagsgesellschaft 1999

[192] Pollock BG. Adverse reactions of antidepressants in elderly patients. J Clin Psychiatry. 1999; 60 Suppl 20: 4-8

[193] Pope JE, Anderson JJ, Felson DT. A meta-analysis of the effects of nonsteroidal anti-inflammatory drugs on blood pressure. Arch Intern Med. 1993; 153: 477-84

[194] Qato DM, Alexander GC, Conti RM, Johnson M, Schumm P, Lindau ST. Use of prescription and over-the-counter medications and dietary supplements among older adults in the United States. JAMA. 2008; 300: 2867-78

[195] Rauch Goulding M. Inappropriate medication prescribing for elderly ambulatory care patients. Arch Intern Med. 2004; 164: 305-12

[196] Ray WA, Griffin MR, Schaffner W, Baugh DK, Melton LJ 3rd. Psychotropic drug use and the risk of hip fracture. N Engl J Med. 1987; 316: 363-9

[197] Ray WA, Griffin MR, Downey W. Benzodiazepines of long and short elimination halflife and the risk of hip fracture. JAMA. 1989; 262: 3303-7

[198] Ray WA, Thapa PB, Gideon P. Benzodiazepines and the risk of falls in nursing home residents. J Am Geriatr Soc. 2000; 48: 682-5

[199] Rich MW, McSherry F, Williford WO, Yusuf S; for the Digitalis Investigation Group. Effect of age on mortality, hospitalizations and response to digoxin in patients with heart failure: the DIG study. J Am Coll Cardiol. 2001; 38: 806-13

[200] Robert Koch Institut (eds), Statistisches Bundesamt. Gesundheitsberichterstattung des Bundes, Heft 10 Gesundheit im Alter, 2002, Auflage 2005

[201] Rochon PA, Gurwitz JH. Optimising drug treatment for elderly people: the prescribing cascade. BMJ. 1997; 315: 1096-9

[202] Rochon PA, Normand SLT, Gomes T, Gill SS, Anderson GM, Melo M, Sykora K, Lipscombe L, Bell CM, Gurwitz JH. Antipsychotic therapy and short-term serious events in older adults with dementia. Arch Intern Med. 2008; 168: 1090-6

[203] Roever C, Ferrante J, Gonzalez EC, Pal N, Roetzheim RG. Comparing the toxicity of digoxin and digitoxin in a geriatric population: should an old drug be rediscovered? South Med J. 2000; 93: 199-202

[204] Rognstad S, Brekke M, Fetveit A, Spigset O, Wyller TB, Straand J. The Norwegian General Practice (NORGEP) criteria for assessing potentially inappropriate prescriptions to elderly patients. A modified Delphi study. Scand J Prim Health Care. 2009; 27: 153-9

[205] Rote Liste - www.rote-liste.de

[206] Rottenkolber M, Platel Y, Schmiedl S, Haase G, Hasford J, Thürmann PA. Only a few adverse drug reactions are due to drugs of the Beers list of inappropriate medication for the elderly. Drug Saf. 2008; 31: 918 (Abstr. 171)

[207] Ryan C, O'Mahony D, Kennedy J, Weedle P, Barry P, Gallagher P, Byrne S. Appropriate prescribing in the elderly: an investigation of two screening tools, Beers criteria considering diagnosis and independent of diagnosis and improved prescribing in the elderly tool to identify inappropriate use of medicines in the elderly in primary care in Ireland. J Clin Pharm Ther. 2009: 34: 369-79

[208] Sachverständigenrat zur Begutachtung der Entwicklung im Gesundheitswesen. Koordination und Integration – Gesundheitsversorgung in einer Gesellschaft des längeren Lebens. Sondergutachten 2009; 476-8 (http://www.svr-gesundheit.de/Gutachten/Uebersicht/GA2009-LF.pdf, letzter Zugriff 05.07.2010)

[209] Sackett DL, Rosenberg WM, Gray JA, Haynes RB, Richardson WS. Evidence based medicine: what it is and what it isn't. BMJ. 1996; 312: 71-2

[210] Schäfer T, Rothe N, Kim E, Wuttke M. Implementierung eines elektronischen Verordnungssystems (CPOE). Krankenhauspharmazie. 2009; 30: 569-74

[211] Scheidt-Nave C, Richter S, Fuchs J, Kuhlmey A. Herausforderungen an die Gesundheitsforschung für eine alternde Gesellschaft am Beispiel "Multimorbidität". Bundesgesundheitsblatt. 2010; 53: 441-50

[212] Schmiedl S, Szymanski J, Rottenkolber M, Drewelow B, Haase G, Hippius M, Reimann IR, Siegmund W, May K, Haack S, Hasford J, Thürmann PA; Deutsche Pharmakovigilanz-Studiengruppe. Fingerhut - ein alter Hut? Med Klin. 2007; 102: 603-11

[213] Schmiedl S, Szymanski J, Drewelow B, Mueller S, Haase G, Siegmund W, May K, Wergin K, Hippius M, Gruca D, Farker K, Fricke K, Surber S, Thürmann PA. Unerwünschte Arzneimittelwirkungen bei älteren Menschen: Ergebnisse aus dem Netzwerk der Regionalen Pharmakovigilanz-Zentren (NRPZ). 115. Kongress der Deutschen Gesellschaft für Innere Medizin, 2009; Urban & Vogel Gesellschaft mbH, ISSN-Nr 0723-5003 (Abstr. 1086, PS 34)

[214] Schneeweiss S, Hasford J, Göttler M, Hoffmann A, Riethling AK, Avorn J. Admission caused by adverse drug events to internal medicine and emergency departments in hospitals: a longitudinal population-based study. Eur J Clin Pharmacol. 2002; 58: 285-91

[215] Schneeweiss S, Wang PS. Claims data studies of sedative-hypnotics and hip fractures in older people: exploring residual confounding using survey information. J Am Geriatr Soc. 2005; 53: 948-54

[216] Schuler J, Dückelmann C, Beindl W, Prinz E, Michalski T, Pichler M. Polypharmacy and inappropriate prescribing in elderly internal-medicine patients in Austria. Wien Klin Wochenschr. 2008; 120: 733-41

[217] Schwabe U, Paffrath D (eds.). Arzneiverordnungsreport 2007. Heidelberg: Springer Medizin Verlag 2007

[218] Schwabe U, Paffrath D (eds.). Arzneiverordnungsreport 2008. Heidelberg: Springer Medizin Verlag 2008

[219] Schwabe U: Arzneiverordnungen für ältere Patienten. In: Schwabe U, Paffrath D (eds.) Arzneiverordnungsreport 2008. Heidelberg: Springer Medizin Verlag 2008; 923-60

[220] Schwalbe O, Freiberg I, Kloft C. Die Beers-Liste. Ein Instrument zur Optimierung der Arzneimitteltherapie geriatrischer Patienten. MMP. 2007; 30: 244-8

[221] Schwartz JB. The current state of knowledge on age, sex, and their interactions on clinical pharmacology. Clin Pharmacol Ther. 2007; 82: 87-96

[222] Scott IA, Guyatt GH. Cautionary tales in the interpretation of clinical studies involving older persons. Arch Intern Med. 2010; 170: 587-95

[223] Shekelle PG, MacLean CH, Morton SC, Wenger NS. Acove quality indicators. Ann Intern Med. 2001; 135: 653-67

[224] Shi S, Mörike K, Klotz U. The clinical implications of ageing for rational drug therapy. Eur J Clin Pharmacol. 2008; 64: 183-99

[225] Sieber CC. Der ältere Patient - wer ist das? Internist. 2007; 48: 1190-4

[226] Siebert CD. Der Risiko-Check mit CAVE. Pharm Ztg. 2004; 149: 28-32

[227] Sikdar KC, Alaghehbandan R, MacDonald D, Barrett B, Collins KD, Donnan J, Gadag V. Adverse drug events in adult persons leading to emergency department visits. Ann Pharmacother. 2010; 44: 641-9

[228] Simon SR, Chan KA, Soumerai SB, Wagner AK, Andrade SE, Feldstein AC, Lafata JE, Davis RL, Gurwitz JH. Potentially inappropriate medication use by elderly persons in U.S. Health Maintenace Organization, 2000-2001. J Am Geriatr Soc. 2005; 53: 227-32

[229] Sloane PD, Gruber-Baldini AL, Zimmerman S, Roth M, Watson L, Boustani M, Magaziner J, Hebel R. Medication undertreatment in assisted living settings. Arch Intern Med. 2004; 164: 2031-7

[230] Spall HGC v, Toren A, Kiss A, Fowler RA. Eligibility criteria of randomized controlled trials published in high-impact general medical journals. A systematic sampling review. JAMA. 2007; 297: 1233-40

[231] Spinewine A, Schmader KE, Barber N, Hughes C, Lapane KL, Swine C, Hanlon JT. Prescribing in elderly people 1: Appropriate prescribing in elderly people: how well can it be measured and optimised? Lancet. 2007: 370: 173-84

[232] Starfield B. Threads and yarns: weaving the tapestry of comorbidity. Ann Fam Med. 2006; 4: 101-3

[233] Statistics Finland. Population projection 2009-2060. 2009 (http:www.stat.fi/til/vaenn/ 2009/vaenn_2009_2009-09-30_en.pdf, letzter Zugriff 26.07.2010)

[234] Statistisches Bundesamt. Bevölkerung Deutschlands bis 2060, 12. koordinierte Bevölkerungsvorausberechnung, Wiesbaden 2009; 5 (http://www.destatis.de/jet speed/portal/cms/Sites/destatis/Internet/DE/Presse/pk/2009/Bevoelkerung/pressebros chuerebevoelkerungsentwicklung2009,property=file.pdf, letzter Zugriff 05.07.2010)

[235] Stefanacci RG, Cavallaro E, Beers MH, Fick DM. Developing explicit positive Beers criteria for preferred central nervous system medications in older adults. Consult Pharm. 2009; 24: 601-10

[236] Steinman MA, Landefeld CS, Rosenthal GE, Berthenthal D, Sen S, Kaboli PJ. Polypharmacy and prescribing quality in older people. J Am Geriatr Soc. 2006; 54: 1516-23

[237] Steinman MA, Rosenthal GE, Landefeld CS, Bertenthal D, Kaboli PJ. Agreement between drugs-to-avoid criteria and expert assessments of problematic prescribing. Arch Intern Med. 2009; 169:1326-32

[238] Stuart B, Kamal-Bahl S, Briesacher B, Lee E, Doshi J, Zuckerman ICH, Verovsky I, Beers MH, Erwin G, Friedley N. Trends in the prescription of inappropriate drugs for the elderly between 1995 and 1999. Am J Geriatr Pharmacother. 2003; 1: 61-74

[239] Stuck AE, Beers MH, Steiner A, Aronow HU, Rubenstein LZ, Beck JC. Inappropriate medication use in community-residing older persons. Arch Intern Med. 1994; 154: 2195-200

[240]　Swedish National Board of Health and Welfare. Care of older people in Sweden 2008; 2009, www.socialstyrelsen.se (http://www.socialstyrelsen.se/Lists/Artikelkatalog/ Attach ments/17857/2009-12-6.pdf, letzter Zugriff 14.11.2010)

[241]　Swedish National Board of Health and Welfare. Health Care Report 2009, www.socialstyrelsen.se(http://www.socialstyrelsen.se/Lists/Artikelkatalog/Attachments /17742/2009-9-18.pdf, letzter Zugriff 14.11.2010)

[242]　Takkouche B, Montes-Martínez A, Gill SS, Etminan M. Psychotropic medications and the risk of fracture. A Meta-Analysis. Drug Saf. 2007; 30: 171-84

[243]　Tamblyn R, Abrahamowicz M, du Berger R, McLeod P, Bartlett G. A 5-year prospective assessment of the risk associated with individual benzodiazepines and doses in new elderly users. J Am Geriatr Soc. 2005; 53: 233–41

[244]　The medical letter handbook of adverse drug interactions. New Rochelle (NY): The Medical Letter, 1993

[245]　Thürmann PA, Werner U, Hanke F, Schmiedl S, Drewelow B, Hippius M, Reimann IR, Siegmund W, Hasford J. Arzneimittelrisiken bei hochbetagten Patienten: Ergebnisse deutscher Studien. In: BÄK (eds.). Fortschritt und Fortbildung in der Medizin. Band 31. Köln: Deutscher Ärzteverlag 2007; 216-24

[246]　Thürmann PA. Can the results of clinical trials of pharmacological interventions be transferred into everyday clinical practice? Z Evid Fortbild Qual Gesundhwes. 2009; 103: 367-70

[247]　Turnheim K. When drug therapy gets old: pharmacokinetics and pharmacodynamics in the elderly. Exp Gerontol. 2003; 38: 843-53

[248]　Turnheim K: Drug therapy in the elderly. Exp Gerontol. 2004; 39: 1731-8

[249]　United Nations, Department of Economic and Social Affairs, Population Division (2009). World Population Prospects: The 2008 Revision, Highlights, Working Paper No. ESA/P/WP.210 (http://esa.un.org/unpd/wpp2008/pdf/WPP2008_Highlights.pdf, letzter Zugriff 14.11.2010)

[250]　U.S. Department of Health and Human Services, National Center for Health Statistics. Health; United States, 2009 with special feature in medical technology, Hyattsville MD: 2010 (http://www.cdc.gov/nchs/data/hus/hus09.pdf, letzter Zugriff 16.06.2010)

[251]　Versi E, Appell R, Mobley D, Patton W, Saltzstein D. Dry mouth with conventional and controlled-release oxybutynin in urinary incontinence. The Ditropan XL Study Group. Obstet Gynecol. 2000; 95: 718-21

[252]　Viktil KK, Blix HS, Moger TA, Reikvam A. Polypharmacy as commonly defined is an indicator of limited value in the assessment of drug-related problems. Br J Clin Pharmacol. 2007; 63: 187-95

[253]　Wagner AK, Zhang F, Soumerai SB, Walker AM, Gurwitz JH, Glynn RJ, Ross-Degnan D. Benzodiazepine use and hip fractures in the elderly – who is at greatest risk? Arch Intern Med. 2004; 164: 1567-72

[254]　Weel C v, Schellevis FG. Comorbidity and guidelines: conflicting interests. Lancet. 2006; 367: 550-1

[255]　Wehling M. Arzneimitteltherapie im Alter: Zu viel und zu wenig, was tun? Ein neues Bewertungssystem: fit for the aged (FORTA). Dtsch Med Wochenschr. 2008; 133: 2289–91

[256]　Werner H. Arzneimitteltherapie im Alter: zu viel und zu wenig, was tun? – Ein neues Bewertungssystem: fit for the aged (FORTA). Dtsch Med Wochenschr. 2009; 134: 95-6

[257] Wilson K, Mottram P. A comparison of side effects of selective serotonin reuptake inhibitors and tricyclic antidepressants in older depressed patients: a meta-analysis. Int J Geriatr Psychiatry. 2004; 19: 754-62

[258] WINAPO® Lauer-Taxe online, Lauer-Fischer GmbH

[259] Witham MD, McMurdo MET. How to get older people included in clinical studies. Drugs Aging. 2007; 24: 187-96

[260] Wolff JL, Starfield B, Anderson G. Prevalence, expenditures and complications of multiple chronic conditions in the elderly. Arch Intern Med. 2002; 162: 2269-76

[261] Zhan C, Sangl J, Bierman AS, Miller MR, Friedman B, Wickizer SW, Meyer GS. Potentially inappropriate medication use in the community-dwelling elderly. Findings from the 1996 medical expenditure panel survey. JAMA. 2001; 286: 2823-9

[262] Ziere G, Dieleman JP, Hofman A, Pols HA, van der Cammen TJ, Stricker BH. Polypharmacy and falls in the middle age and elderly population. Br J Clin Pharmacol. 2006; 61: 218-23

[263] Zopf Y, Rabe C, Neubert A, Hahn EG, Dormann H. Risk factors associated with advers drug reactions following hospital admission: a prospective analysis of 907 patients in two German university hospitals. Drug Saf. 2008; 31: 789-98

8. Veröffentlichungen

Teilergebnisse aus dieser Arbeit wurden mit Genehmigung des Lehrstuhls für Klinische Pharmakologie, Department für Humanmedizin, Fakultät für Gesundheit, Private Universität Witten/Herdecke gGmbH, vertreten durch Frau Professor Dr. med. Petra A. Thürmann, in folgenden Beiträgen vorab veröffentlicht:

Holt S, Thürmann PA. Erstellung einer deutschen Liste potenziell inadäquater Medikation für ältere, multimorbide Patienten. Düsseldorf: German Medical Science GMS Publishing House; 2008. Doc P6.9 (http://www.egms.de/en/meetings/dkvf2008/08dkvf182.shtml)

Holt S, Schmiedl S, Thürmann PA. Development of a list of potentially inappropriate medications in the elderly [Entwicklung einer Liste potentiell inadäquater Medikation bei Älteren]. Düsseldorf: German Medical Science GMS Publishing House; 2008: Doc 08gaa23 (http://www.egms.de/en/meetings/gaa2008/08gaa23.shtml)

Schmiedl S, Holt S, Thürmann PA. Analysis of published lists for "Inappropriate Medication for the Elderly". Basic Clin Pharmacol Toxicol. 2009; 104: 505 (Abstr. 70)

Holt S, Schmiedl S, Endres H, Thürmann PA. Erstellung einer Liste potenziell inadäquater Medikation für Ältere. 115. Kongress der Deutschen Gesellschaft für Innere Medizin, 2009; Urban & Vogel Gesellschaft mbH, ISSN-Nr 0723-5003 (Abstr. 1070, PS 33)

Holt S, Schmiedl S, Thürmann PA. Development of a German list of potentially inappropriate medications in the elderly. Basic Clin Pharmacol Toxicol. 2009; 105 (Suppl.1): 131-2 (Abstr. WP51)

Holt S, Schmiedl S, Thürmann PA. Erstellung einer deutschen Liste potenziell inadäquater Medikation für ältere Menschen. Z Allg Med Sonderausgabe DEGAM/DKVF. 2009; 195 (PS 87)

Holt S, Schmiedl S, Thürmann PA. Development of a German list of potentially inappropriate medications in the elderly. Br J Clin Pharmacol. 2009; 68 (Suppl. 1): 19 (PS 35)

Holt S, Schmiedl S, Thürmann PA. Development of a German list of potentially inappropriate medication in the elderly. Düsseldorf: German Medical Science GMS Publishing House; 2009. Doc09gaa04 (http://www.egms.de/en/meetings/gaa2009/09gaa04.shtml)

Holt S, Schmiedl S, Thürmann PA. A German list of potentially inappropriate medication in the elderly. Basic Clin Pharmacol Toxicol. 2010; 107 (Suppl. 1): 333

Holt S, Schmiedl S, Thürmann PA. Potentially inappropriate medication in the elderly - PRISCUS list. Dtsch Arztebl Int. 2010; 107: 543-51

9. Anhang

9.1 Daten-CD

Die Daten-CD beinhaltet weitere Dokumente der Dissertation, die aufgrund des Umfanges nicht in den Anhang aufgenommen werden konnten. Die Daten-CD ist in der Bibliothek der Privaten Universität Witten/Herdecke gGmbH und bei Frau Prof. Dr. Petra A. Thürmann, Philipp Klee-Institut für Klinische Pharmakologie, Helios Klinikum Wuppertal, erhältlich.

Auf dieser Daten-CD befinden sich folgende Daten:

Kapitel 3.4.3   Informationsmaterial für Experten

Informations-E-Mail und Einladung zur Teilnahme am Delphi-Verfahren
Einverständniserklärung
Poster zur Information („Erstellung einer deutschen Liste potenziell inadäquater Medikation für ältere multimorbide Patienten" – 7. Deutscher Kongress für Versorgungsforschung des Deutschen Netzwerks für Versorgungsforschung e.V. 2008 in Köln)

Kapitel 3.4.4   Unterlagen zur ersten Delphi-Befragungsrunde

E-Mail an Experten
Informationsschreiben zur vorläufigen Liste potenziell inadäquater Arzneistoffe
E-Mail mit Passwort für Literaturzugriff

Kapitel 3.4.9   Unterlagen zur zweiten Delphi-Befragungsrunde

E-Mail an Experten zur zweiten Befragungsrunde
Informationsschreiben zur Liste der zweiten Befragungsrunde

Kapitel 3.4.14   **Ergebnismitteilung an Experten**

Dankesbrief und Ergebnismitteilung an Experten

Kapitel 4.3.2   **Datenblätter**

Datenblätter der 131 Arzneistoffe der vorläufigen Liste potenziell inadäquater Arzneistoffe

Kapitel 4.3.3   **Vorläufige Liste potenziell inadäquater Arzneistoffe**

eTabelle 1: Vorläufige Liste potenziell inadäquater Arzneistoffe für die erste Befragungsrunde

Kapitel 4.4.1   **Expertenübersicht**

eTabelle 2: Experten

Kapitel 4.4.2   **Liste potenziell inadäquater Arzneimittel für die zweite Befragungsrunde**

eTabelle 3: Liste potenziell inadäquater Arzneimittel für die zweite Befragungsrunde

Kapitel 4.4.4   **Gesamtergebnisse der Delphi-Befragung**

eTabelle 4: PRISCUS-Liste potenziell inadäquater Medikamente für ältere Patienten (ATC-klassifiziert)

eTabelle 5: Arzneimittel mit einem vergleichbaren Risiko für ältere und jüngere Patienten (ATC-klassifiziert)

eTabelle 6: Nicht eindeutig bewertete Arzneimittel (ATC-klassifiziert)

Kapitel 4.4.4   Übersicht über Arzneimittelbewertung

eTabelle 7: Übersicht der Arzneimittel und ihre Bewertungen in Zahlen

Kapitel 4.4.4   PRISCUS-Liste mit Medikationsempfehlungen

eTabelle 8: PRISCUS-Liste potenziell inadäquater Medikamente für ältere Patienten mit Medikationsempfehlungen (Gesamtergebnis der Delphi-Befragung)

Kapitel 5.5   Vergleich der PRISCUS-Liste mit vier internationalen Listen potenziell inadäquater Medikamente

eTabelle 9: Arzneimittel der PRISCUS-Liste, aufgeführt auf mind. einer der vier untersuchten internationalen PIM-Listen

eTabelle 10: Arzneimittel der PRISCUS-Liste, auf keiner der vier untersuchten internationalen PIM-Listen

eTabelle 11: Verfügbarkeit einiger Arzneimittel der PRISCUS-Liste in USA, Kanada und Frankreich

eTabelle 12: Potenziell inadäquate Arzneimittel auf mind. einer der vier untersuchten internationalen PIM-Listen, nicht auf vorläufiger PIM-Liste

eTabelle 13: Nicht-PIM (PRISCUS), aufgeführt auf mind. einer der vier untersuchten internationalen PIM-Listen

eTabelle 14: Fragliche PIM (PRISCUS), aufgeführt auf mind. einer der vier untersuchten internationalen PIM-Listen

9.2 Arzneistoff-Datenblätter

zu 3.3.2 Erstellung von Arzneistoff-Datenblättern

Wirkstoff:
Fachinformation:
Pharmakotherapeutische Gruppe:
ATC-Code:
Anwendungsgebiete:
Gegenanzeigen:
Dosierung:
Übliche Dosierung bei Erwachsenen:
Dosierung bei Älteren:
Weitere Hinweise:
Besondere Warnhinweise und Vorsichtsmaßnahmen für die Anwendung:
Bezogen auf „Ältere":
Weitere:
Wechselwirkungen mit anderen Arzneimitteln und sonstige Wechselwirkungen:
Bezogen auf „Ältere":
Weitere:
Nebenwirkungen:
Bezogen auf „Ältere":
Weitere:
Pharmakologische Eigenschaften:
Pharmakodynamische Eigenschaften:
Pharmakokinetische Eigenschaften:
Sonstige Hinweise in der Fachinformation:

Abbildung 16: Datenblatt

9.3 Zeitlicher Ablauf der Expertenbefragung

zu 3.4 Übersicht über den zeitlichen Ablauf der Expertenbefragung

Tabelle 22: Zeitlicher Ablauf der Expertenbefragung

	2008			2009									
	November	Dezember	Januar	Februar	März	April	Mai	Juni	Juli	August	September	Oktober	November	Dezember
3.4.1.1 Auswahl der Experten	■													
3.1.4.2 Erste Kontaktaufnahme mit Experten		■												
3.4.1.3 Schriftliche Informationen zum Verfahren			■	■										
3.4.1.4 Versendung der vorläufigen Liste potenziell inadäquater Arzneistoffe				■										
3.4.1.5 Bearbeitung der vorläufigen Liste potenziell inadäquater Arzneistoffe					■									
3.4.1.6 Rücksendung der bearbeiteten Liste					■									
3.4.1.7 Auswertung der ersten Runde der Expertenbefragung						■								
3.4.1.8 Erstellung der Liste der zweiten Befragungsrunde							■							
3.4.1.9 Versendung der Liste der zweiten Befragungsrunde								■						
3.4.1.10 Bearbeitung der Liste der zweiten Befragungsrunde								■	■					
3.4.1.11 Rücksendung der bearbeiteten Liste									■					
3.4.1.12 Auswertung der zweiten Runde der Expertenbefragung										■	■			
3.4.1.13 Erstellung der finalen Medikationsempfehlung für ältere Patienten (PRISCUS-Liste)												■	■	■
3.4.1.14 Ergebnismitteilung an Experten														■

9.4 Gesamtübersicht der potenziell inadäquaten Medikation

zu 4.1. und 4.5   Gesamtübersicht

Übersicht der Arzneistoffe der vier analysierten Listen potenziell inadäquater Medikamente [17, 77, 144, 165] sowie deren Verfügbarkeit auf dem deutschen Arzneimittelmarkt und der Auflistung in der PRISCUS-Liste.

Tabelle 23: Vergleich der internationalen PIM-Listen mit der PRISCUS-Liste

	Beers 1997 [17]	Fick 2003 [77]	McLeod 1997 [165]	Laroche 2007 [144]	Im deutschen Handel*	PRISCUS- Liste 2010 [122]
Analgetika, Antiphlogistika						
NSAID	(1, 2)	(1 (außer Coxibe), 2)	+ (LG) (1, 3, 4, 19) (DDI Warfarin)	(DDI ≥ 2 NSAID)		
Indometacin	+	+	+ (LG)	+		+
Acemetacin					+	+
Phenylbutazon	+		+	+	+	+
Ketorolac		+	+ (LG)			
Mefenamic acid			+ (LG)			
Naproxen		+ (LG, hohe Dosis)			+	
Oxaprozin		+ (LG, hohe Dosis)				
Piroxicam		+ (LG, hohe Dosis)	+ (LG)		+	+
Meloxicam					+	+
Etoricoxib					+	+
Ketoprofen					+	+
Acetylsalicylsäure	(> 325 mg bei 1; 2)	(> 325 mg bei 1; 2)	(DDI Warfarin)			
Propoxyphen und Kombinationen	+ (9)	+				
Pentazocin	+	+	+ (LG)			
Pethidin (Meperidine)	+	+	+ (LG)		+	+
Antianämika						
Eisen/Eisen(II)sulfat	+ (> 325 mg)	+ (>325 mg)			+	
Antiarrhythmika						
Amiodaron		+			+	

	+ (> 0.125 mg/d, außer bei Behandlung von Vorhofarrhythmien)	+ (> 0.125 mg, außer bei Behandlung von Vorhofarrhythmien)		+ (> 0.125 mg/d oder Digoxin-Serum Konzentrationen > 1.2 ng/ml)	+
Digoxin				+	+
(Beta-) Acetyldigoxin					
Metildigoxin				+	+
Disopyramid	+ (19)	+ (19)	+	+ (5, 8, 9, 10)	+
Chinidin				+	+
Flecainid				+	+
Sotalol				+	+
Antibiotika					
Nitrofurantoin				+	+
Anticholinergika	+ (5)	+ (5, 6, 7, 9)	(8) (zur Vermeidung extrapyramidaler Nebenwirkungen durch Antipsychotika)	+ (DDI ≥ 2 Arzneistoffe mit anticholinergen Eigenschaften), (DDI Anticholinergika mit Cholinesterasehemmern) (5, 8, 9, 10)	
Anticholinerg wirkende Antihistaminika					
Chlorpheniramin	+	+		+ (5, 8, 9, 10)	+
Diphenhydramin	+	+		+ (5, 8, 9, 10)	+
Hydroxyzin	+	+		+ (5, 8, 9, 10)	+
Cyproheptadin	+	+		+ (5, 8, 9, 10)	
Promethazin	+	+		+ (5, 8, 9, 10)	
Tripelennamin	+			+ (5, 8, 9, 10)	
Dexchlorpheniramin	+			+ (5, 8, 9, 10)	
Mequitazin				+ (5, 8, 9, 10)	
Alimemazin				+	

Carbinoxamin				+ (5, 8, 9, 10)	
Dexchlorpheniramin-Betamethason	(9)			+ (5, 8, 9, 10)	nur einzeln im Handel
Brompheniramin				+ (5, 8, 9, 10)	
Clemastin					+
Dimetinden					+
Gastrointestinale Antispasmolytika mit anticholinergen Eigenschaften		(7, 9)	(8)		
Dicyclomin	+	+			
Hyoscyamin	+	+			+
Propanthelin	+	+			
Belladonna Alkaloide	+	+		+ (5, 8, 9, 10)	+
Dihexyverin				+ (5, 8, 9, 10)	
Diphenoxylat-Atropin				+ (5, 8, 9, 10)	nur Atropin im Handel
Scopolamin				+ (5, 8, 9, 10)	+
Tiemonium				+ (5, 8, 9, 10)	
Oxybutynin	+ (9)	+ (nur kurzwirksam) (9)		+ (5, 8, 9, 10)	+ (nicht-retardiert und retardiert)
Tolterodin		(9)		+ (5, 8, 9, 10)	+ (nicht-retardiert)
Solifenacin		(9)		+ (5, 8, 9, 10)	+
Flavoxat	(9)			+ (5, 8, 9, 10)	
Antiemetika, Hustenstiller, weitere Arzneimittel mit anticholinergen Eigenschaften					
Alizaprid				+ (5, 8, 9, 10)	

Buclizin				
Dimenhydrinat			+ (5, 8, 9, 10)	+
Meclozin			+ (5, 8, 9, 10)	+
Metopimazin			+ (5, 8, 9, 10)	
Oxomemazin			+ (5, 8, 9, 10)	
Pheniramin			+ (5, 8, 9, 10)	
Pimethixene			+ (5, 8, 9, 10)	
Triprolidin (association)			+ (5, 8, 9, 10)	+
Trihexyphenidyl			(8)	+
Tropatepine			(8)	+
Biperiden			(8)	+
Antikoagulantien, Thrombozyten-aggregationshemmer				
Dipyridamol	+ (2)	+ (kurzwirksam) (2)	+	+
Ticlopidin	+ (2)	+ (2)	+	+
Clopidogrel		+ (1)		+
Prasugrel				+
Antidepressiva				
Anticholinerg wirkende Antidepressiva	(9)	(9)		
Trizyklische Antidepressiva	(5, 11)	(5, 6, 11, 13)	+ (mit aktiven Metaboliten) (9, 10, 15, 16)	
Amitriptylin	+	+ (5, 6, 11, 13)	+ (5, 8, 9, 10)	+
Chlordiazepoxid-Amitriptylin	+	+ (21)		nur einzeln im Handel

					nur einzeln im Handel
Perphenazin-Amitriptylin					
Doxepin	+	+			+
Imipramin	+	+ (5, 6, 11, 13)		+ (5, 8, 9, 10)	+
Clomipramin		+ (5, 6, 11, 13)	+	+ (5, 8, 9, 10)	+
Amoxapin				+ (5, 8, 9, 10)	
Maprotilin				+ (5, 8, 9, 10)	+
Dosulepin				+ (5, 8, 9, 10)	+
Trimipramin				+ (5, 8, 9, 10)	+
Desipramin	(12)				+
MAO-Hemmer	(12)	(12)			
Tranylcypromin					+
SSRI	(12)	(14)	(DDI MAO-Hemmer)		
Fluoxetin		+ (täglicher Gebrauch) (14, 28)			+
Citalopram		(14)			+
Fluvoxamin		(14)			+
Paroxetin		(14)			+
Sertralin		(14)			
Andere Antidepressiva					
Bupropion		(17)			+
Antidiarrhoika					
Diphenoxylat			+		
Antiemetika					
Trimethobenzamide	+	+			+
Metoclopramid	(17)	(18)			
Antihypertensiva, kardiovaskuläre Arzneimittel					
Clonidin		+		+	+

Wirkstoff	C1	C2	C3	C4	C5
Guanadrel				(5)	
Guanethidin		+			
Methyldopa	+	+ (27)		+	
Methyldopa-Hydrochlorothiazid	+	+ (27)		nur einzeln im Handel	
Reserpin	+	+ (> 0.25 mg) (27)	+	+	
Reserpin-Hydrochlorothiazid	+			nur einzeln im Handel	
Moxonidin				+ (5)	
Rilmenidin				+ (5)	
Guanfacine				+ (5)	
Calcium-Kanal-Blocker		(5)	(19)		
Nifedipin		+ (kurzwirksam)		+ (kurzwirksam)	
Nicardipin				+ (kurzwirksam)	
Alpha-Blocker	(6)	(6)		+	
Doxazosin		(6)			+
Prazosin		(6)		(6)	+
Terazosin		(6)		(6)	+
Urapidil				+	
Beta-Blocker	(13, 20, 21, 22, 23)		(19, 21, 22, 24)		
Propranolol		(21)		+	+ (nicht-retardiert)
Antipsychotika, Neuroleptika				Antipsychotika (außer Clozapin, Risperidon) – 8	
Klassische Antipsychotika		(18)		(8 – außer Clozapin, Risperidon) (5, 8, 9, 10)	
Antipsychotika mit anticholinergen Eigenschaften					
Mesoridazin		+			

Thioridazin	(17)					+
Chlorpromazin	(17)	+ (17) (17)			+	
Fluphenazin			(16)	+ (5, 8, 9, 10)	+	+
Propericiazin				+ (5, 8, 9, 10)		
Levomepromazin				+ (5, 8, 9, 10)	+	+
Pipotiazin				+ (5, 8, 9, 10)		
Cyamemazin				+ (5, 8, 9, 10)		
Perphenazin				+ (5, 8, 9, 10)	+	+
Haloperidol					+	+ (> 2 mg)
Olanzapin		(25)			+	+ (> 10 mg)
Clozapin	(17)	(17)			+	+
Chlorprothixen	(17)				+	
Thiothixen		(17)				
Diuretika						
Ethacynsäure		+				
Thiazid-Diuretika			(26)		+	
Ergotamin-Derivate						
Ergot mesyloids (Mutterkorn)	+	+			+	+ (Ergotamin und -Derivate)
Dihydroergocristin				+		
Dihydroergocryptin				+	+	+
Dihydroergotoxin				+	+	+
H2-Antagonisten						
Cimetidin		+	(DDI Warfarin)	+	+	
Hormone						
Desiccated thyroid		+				
(reine) Estrogene (oral)		+			+	
Methyltestosteron		+				
(orale) Steroide			(20)		+	
Corticosteroide	(20)				+	

Antidiabetika				
Chlorpropamid	+			
Carbutamid			+	
Glipizid			+	
Laxantien				
Bisacodyl		+ (LG, außer bei Opioid-Therapie)	+	
Cascara sagrada		+ (LG, außer bei Opioid-Therapie)	+	
Rizinusöl		+ (LG, außer bei Opioid-Therapie)	+	
Docusat			+	
Natriumpicosulfat			+	
Sennoside			+	
Aloe			+	
Dickflüssiges Paraffin		+	+	+
Muskelrelaxantien und Spasmolytika	(9)	(7, 9)		
Methocarbamol	+	+	+	
Carisoprodol	+	+		
Chlorzoxazon	+	+		
Metaxalone	+			
Cyclobenzaprine	+	+		
Orphenadrine	+			
Baclofen			+	+
Tetrazepam	(21)		+	+
Sedativa, Hypnotika				
Langwirksame Benzodiazepine				
Chlordiazepoxid	(13)	+ (LG – 21, 27)	+ (8)	+
Clidinium-Chlordiazepoxid	+	+ (21)	+ (5, 8, 9, 10)	+ nur Chlordiaz-epoxid im Handel
Diazepam	+	+ (21)	+	+
Flurazepam	+	+ (21)		+
Quazepam		+ (21)		+

	C1	C2	C3	C4	C5
Halazepam					+
Clorazepate (syn. Dikaliumclorazepat)		+ (21)		+	+
Bromazepam			+	+	+
Prazepam			+	+	+
Clobazam			+	+	+
Nordazepam			+		
Loflazepate			+		
Nitrazepam			+	+	+
Flunitrazepam			+	+	+
Clorazepat-Acepromazin				nur Dikaliumclorazepat im Handel	
Aceprometazin			+		
Estazolam			+ (5, 8, 9, 10)		
			+ (8)		
Kurz-, mittellang wirksame Benzodiazepine		(LG – 13, 27)			
Lorazepam	+ (> 3 mg)	+ (> 3 mg)	+ (> 3 mg)	+	+ (> 2 mg)
Oxazepam	+ (> 60 mg)	+ (> 60 mg)	+ (> 60 mg)	+	+ (> 60 mg)
Alprazolam	+ (> 2 mg)	+ (> 2 mg)	+ (> 2 mg)	+	+
Temazepam	+ (> 15 mg)	+ (> 15 mg)	+ (> 15 mg)	+	+
Triazolam	+ (> 0.25 mg)	+ (> 0.25 mg)	+ (> 0.25 mg)	+	+
Clotiazepam			+ (> 5 mg)		
Loprazolam			+ (> 0.5 mg)		
Lormetazepam			+ (> 0.5 mg)	+	+ (> 0.5 mg)
Brotizolam				+	+ (> 0.125 mg)
Medazepam				+	+
weitere Sedativa					
Zolpidem	+ (> 5 mg)		+ (> 5 mg)	+	+ (> 5 mg)
Zopiclon			+ (> 3.75 mg)	+	+ (> 3.75 mg)
Zaleplon				+	+ (> 5 mg)
Meprobamate	+	+	+	+	
Doxylamin			+ (5, 8, 9, 10)	+	+
Chloralhydrat				+	+
Barbiturate	+ (außer Phenobarbital; außer zur	+ (außer Phenobarbital; außer zur	+ (LG)		

	Behandlung einer Epilepsie)	Behandlung einer Epilepsie) (7)		
Stimulantien				
Amphetamine, Appetitzügler	(4)	+ (4, 7, 12, 28)		+
Methamphetamin		(7, 28)		
Dextroamphetamin		(7, 28)		
Methylphenidat	(12)	(7, 12, 28)	+	+
Pemolin		(7, 28)		
Pseudoephedrin		(4)		+
Norephedrin (Phenylpropanolamin-Hydrochlorid)		(4)		+
Antidementiva, Vasodilatatoren, durchblutungsfördernde Arzneimittel				
Nylidrin			+	
Niacin (Nicotinsäure)			+	+
Pentoxifyllin			+	+
Cyclandelat (Cyclospasmol)	+	+		
Isoxsuprin		+		
Ginkgo-Biloba			+	+
Moxisylyt			+	
Naftidrofuryl			+	+
Nicergolin			+	+
Piracetam			+	+
Piribedil			+	
Raubasine-Dihydroergocristin			+	
Troxerutin-Vincamin			+	nur Troxerutin im Handel
Vinburnine			+	
Vincamin			+	
Vincamin-Rutosid			+	nur Rutosid im Handel
Tacrin		(18)		
Antiepileptika				
Phenobarbital			+	+

Broncholytika				
Theophyllin	(12)			+
Weitere PIM				
Cholinergikum Bethanechol	(9)			+
Arzneimittel mit hohem Natrium-Anteil (Natrium-Alginat, -Bicarbonat, -Bisphosphat, -Citrat, -Phosphat, -Salicylat, -Sulfat)	(19)	(19)		
Kalium-Supplemente	(1)			
Narkotika	(5, 9)			+
Abschwellend wirkende Arzneimittel (Decongestants)	(12)	(9, 12)		+
Beta-Agonisten	(12)			+
Psychopharmaka			(DDI ≥ 2 Psychopharmaka einer therapeutischen Klasse)	+

Legende:

*	Arzneimittel in Deutschland im Handel (Stand der Literaturrecherche 2007/2008)
+	in der jeweiligen Arbeit als potenziell inadäquat für ältere Menschen benannt, unabhängig von der Diagnose bzw. Begleiterkrankungen
(Zahl)	in der jeweiligen Arbeit als potenziell inadäquat für ältere Menschen benannt bei Vorliegen der genannten Diagnose bzw. Begleiterkrankung
+ (Zahl)	in der jeweiligen Arbeit als potenziell inadäquat für ältere Menschen benannt, unabhängig von der Diagnose bzw. Begleiterkrankungen UND als potenziell inadäquat für ältere Menschen benannt bei Vorliegen der genannten Diagnose bzw. Begleiterkrankung

Abkürzungen

LG	Langzeitgebrauch
DDI	Drug-Drug Interaction
NSAID	Non-Steroidal Anti-Inflammatory Drugs
TCA	Trizyklische Antidepressiva
SSRI	Selektive Serotonin-Wiederaufnahmehemmer
MAO	Monoamin-Oxidase

Diagnosen, Erkrankungen

1	Ulcus
2	Blutgerinnungsstörungen und/oder Antikoagulantiengebrauch

3	chron. Niereninsuffizienz
4	Hypertonie
5	(chron.) Obstipation
6	(Stress-) Inkontinenz
7	Kognitive Beeinträchtigung
8	Demenz
9	Benigne Prostatahyperplasie (BPH), chron. Harnverhalt
10	(Engwinkel-) Glaukom
11	Arrhythmie
12	Insomnie
13	Synkope, Stürze
14	SIADH (Syndrom der inadäquaten Sekretion des antidiuretischen Hormons), Hyponatriämie
15	Herzblock (Erregungsleitungsstörungen des Herzens)
16	Haltungsbedingte Hypotonie
17	Epilepsie, Krampfleiden
18	Parkinson
19	Herzinsuffizienz
20	(Typ-II-) Diabetes (bei Therapie mit oralen Antidiabetika und/oder Insulin)
21	Chronisch obstruktive Lungenerkrankung (COPD)
22	Asthma
23	Periphere arterielle Verschlusskrankheit
24	Raynaud Syndrom
25	Fettleibigkeit
26	Gicht
27	Depression
28	Anorexie, Mangelernährung

9.5 Potenziell inadäquate Medikamente, nicht in Deutschland im Handel

Arzneistoffe und Arzneistoff-Kombinationen der vier analysierten Arbeiten [17, 77, 144, 165], die in der genannten Form nicht in Deutschland im Handel sind[*]:

Tabelle 24: Arzneistoffe und Kombinationen, die nicht in Deutschland im Handel sind

Komorbiditäten-unabhängige potenziell inadäquate Arzneistoffe und Arzneistoff-Kombinationen, die auf mindestens einer der 4 Listen stehen, aber in Deutschland nicht im Handel sind[*]:
Aceprometazin, Alimemazin, Amoxapin, Brompheniramin, Buclizin, Carbinoxamin, Carbutamid, Carisoprodol, Chlordiazepoxid-Amitriptylin, Chlorpromazin, Chlorpropamid, Chlorzoxazon, Clidinium-Chlordiazepoxid, Clorazepat-Acepromazin, Clotiazepam, Cyamemazin, Cyclobenzaprine, Desiccated thyroid, Dexchlorpheniramin-Betamethason, Dicyclomin, Dihexyverine, Dihydroergocristin, Diphenoxylat, Diphenoxylat-Atropin, Estazolam, Ethacrynsäure, Glipizid, Guanadrel, Guanfacin, Halazepam, Isoxsurpin, Loflazepate, Loprazolam, Meclozin, Mefenamin Säure, Meprobamat, Mesoridazine, Metaxalone, Methyldopa-Hydrochlorothiazid, Methyltestosteron, Metopimazine, Moxisylyt, Nordazepam, Nylidrin, Oxaprozin, Oxomemazin, Pentazocin, Perphenazin-Amitriptylin, Pheniramin, Pimethixene, Pipotiazine, Propantheline, Propericiazine, Propoxyphene, Quazepam, Raubasin-Dihydroergocristin, Reserpin-Hydrochlorothiazid, Rilmenidine, Tiemonium, Trimethobenzamide, Troxerutin-Vincamin, Vinburnine, Vincamin, Vincamin-Rutosid
Davon Arzneistoff-Kombinationen, die jeweils als Einzelsubstanzen in Deutschland im Handel sind[*]:
Chlordiazepoxid-Amitriptylin, Dexchlorpheniramin-Betamethason, Methyldopa-Hydrochlorothiazid, Perphenazin-Amitriptylin, Reserpin-Hydrochlorothiazid.
Davon Arzneistoff-Kombinationen von denen jeweils ein Bestandteil in Deutschland im Handel ist[*]:
Clidinium-Chlordiazepoxid, Clorazepat (syn. Dikaliumclorazepat)-Acepromazine Diphenoxylat-Atropin, Troxerutin-Vincamin, Vincamin-Rutosid.
Potenziell inadäquate Arzneistoffe, die nur in Abhängigkeit von Komorbiditäten bei Beers, Fick et al. und Laroche et al. [17, 77, 144] aufgeführt und nicht in Deutschland im Handel sind[*]:
Thiothixen, Methamphetamin, Dextroamphetamin, Pemolin, Tacrin, Tropatepin

---

[*] zum Stand der Literaturrecherche 2007/2008

9.6 Ergebnisse der ersten Befragungsrunde

zu 4.4.2: Ergebnisse der ersten Runde der Delphi-Befragung:

Tabelle 25: Potenziell inadäquate Arzneimittel (Ergebnis der ersten Befragungsrunde)

PIM (Anzahl der Expertenantworten)	Arzneimittelbewertung mittels 5-Punkte Likert-Skala[1]		
	Mittelwert	Median	95 %-Konfidenzintervall
Analgetika, Antiphlogistika			
Indometacin (20)	1.35	1.00	1.08 – 1.62
Acemetacin (18)	1.78	1.00	1.22 – 2.33
Ketoprofen (17)	2.24	2.00	1.65 – 2.83
Phenylbutazon (20)	1.20	1.00	0.96 – 1.44
Piroxicam (19)	1.89	2.00	1.39 – 2.40
Meloxicam (18)	2.11	1.50	1.45 – 2.77
Etoricoxib (16)	2.38	2.00	1.83 – 2.92
Pethidin (19)	1.63	2.00	1.30 – 1.96
Antiarrhythmika			
Chinidin (18)	1.39	1.00	0.90 – 1.88
Antibiotika			
Nitrofurantoin (20)	1.90	1.50	1.38 – 2.42
Anticholinergika			
Hydroxyzin, Clemastin, Dimetinden (17)	1.71	1.00	1.17 – 2.24
Chlorphenamin (16)	1.88	1.00	1.12 – 2.63
Triprolidin (16)	1.88	1.00	1.15 – 2.60
Oxybutynin (nicht-retardiert) (15)	2.20	2.00	1.53 – 2.87
Antikoagulantien, Thrombozyten- aggregationshemmer			
Ticlopidin (17)	1.29	1.00	1.05 – 1.54
Antidepressiva			
Amitriptylin (17)	2.12	2.00	1.49 – 2.74
Doxepin (18)	2.17	2.00	1.62 – 2.71
Imipramin (17)	2.12	2.00	1.61 – 2.63
Clomipramin (17)	2.18	2.00	1.72 – 2.63
Maprotilin (17)	2.47	2.00	1.95 – 2.99
Trimipramin (16)	2.44	2.00	1.92 – 2.95
Fluoxetin (18)	2.33	2.00	1.79 – 2.87
Antiemetika			
Dimenhydrinat (16)	2.00	2.00	1.42 – 2.58
Antihypertensiva, kardiovaskuläre Arzneimittel			
Clonidin (18)	2.28	2.00	1.67 – 2.89
Doxazosin (15)	2.27	2.00	1.56 – 2.98

Prazosin (15)	1.93	2.00	1.36 – 2.51
Methyldopa (14)	1.29	1.00	1.02 – 1.56
Reserpin (16)	1.44	1.00	1.10 – 1.77
Nifedipin (nicht-retardiert) (18)	2.17	2.00	1.52 – 2.81
Neuroleptika			
Thioridazin (19)	1.58	1.00	1.25 – 1.91
Fluphenazin (18)	1.89	2.00	1.51 – 2.27
Levomepromazin (18)	1.94	2.00	1.51 – 2.38
Perphenazin (17)	2.18	2.00	1.80 – 2.55
Ergomtamin, -Derivate			
Ergotamin und -Derivate (13)	1.15	1.00	0.93 – 1.38
Dihydroergocryptin (11)	1.64	1.00	0.83 – 2.45
Dihydroergotoxin (14)	1.21	1.00	0.97 – 1.46
Laxantien			
Dickflüssiges Paraffin (16)	2.06	2.00	1.38 – 2.75
Muskelrelaxantien			
Baclofen (16)	2.38	2.50	1.83 – 2.92
Tetrazepam (16)	2.19	1.50	1.43 – 2.95
Sedativa, Hypnotika			
Chlordiazepoxid (17)	1.65	1.00	1.10 – 2.19
Diazepam (18)	2.22	2.00	1.59 – 2.85
Flurazepam (17)	1.41	1.00	0.86 – 1.96
Dikaliumclorazepat (17)	1.65	1.00	1.02 – 2.28
Bromazepam (16)	1.75	1.00	1.18 – 2.32
Prazepam (17)	1.65	1.00	1.02 – 2.28
Clobazam (17)	1.71	1.00	1.14 – 2.27
Nitrazepam (17)	1.53	1.00	0.98 – 2.08
Flunitrazepam (16)	1.25	1.00	0.84 – 1.66
Medazepam (15)	1.67	1.00	0.95 – 2.38
Alprazolam (15)	2.33	2.00	1.79 – 2.87
Temazepam (16)	2.31	2.00	1.74 – 2.89
Triazolam (16)	2.19	2.00	1.63 – 2.75
Doxylamin (14)	2.00	1.50	1.28 – 2.72
Diphenhydramin (17)	1.82	1.00	1.27 – 2.38
Chloralhydrat (16)	2.00	2.00	1.45 – 2.55
Antidementiva, Vasodilatatoren, durchblutungsfördernde Mittel			
Pentoxifyllin (17)	1.53	1.00	1.12 – 1.94
Naftidrofuryl (14)	1.64	1.00	1.11 – 2.18
Nicergolin (16)	1.69	1.00	1.18 – 2.19
Piracetam (15)	1.73	2.00	1.24 – 2.22

[1]Erläuterung der Likert-Skala [163]:
1 – Arzneistoff ist sicher potenziell inadäquat für ältere Patienten
2 – Arzneistoff ist potenziell inadäquat für ältere Patienten
3 – unentschieden
4 – Arzneistoff ist nicht potenziell inadäquat für ältere Patienten
5 – Arzneistoff ist sicher nicht potenziell inadäquat für ältere Patienten

Tabelle 26: Arzneimittel mit einem vergleichbaren Risiko für ältere und jüngere Patienten (Ergebnis der ersten Befragungsrunde)

Nicht-PIM (Anzahl der Expertenantworten)	Arzneimittelbewertung mittels 5-Punkte Likert-Skala[1]		
	Mittelwert	Median	95 %-Konfidenzintervall
Analgetika, Antiphlogistika			
Fentanyl (20)	3.55	4.00	3.08 – 4.02
Oxycodon (18)	3.56	3.50	3.04 – 4.07
Tramodol (20)	3.95	4.00	3.51 – 4.39
Antikoagulantien, Thrombozyten-aggregationshemmer			
Clopidogrel (20)	4.15	4.50	3.62 – 4.68
Acetylsalicylsäure (19)	4.58	5.00	4.29 – 4.87
Warfarin (15)	4.20	5.00	3.57 – 4.83
Phenprocoumon (20)	3.95	4.50	3.35 – 4.55
Antidepressiva			
Sertralin (16)	4.00	4.00	3.49 – 4.51
Paroxetin (18)	3.67	4.00	3.25 – 4.08
Citalopram (18)	4.33	5.00	3.88 – 4.78
Antihypertensiva, kardiovaskuläre Arzneimittel			
Verapamil (retardiert) (19)	3.63	4.00	3.03 – 4.24
Neuroleptika			
Risperidon (17)	3.65	4.00	3.07 – 4.22
Melperon (16)	3.81	4.00	3.16 – 4.46
Diuretika			
Furosemid (18)	4.28	4.00	3.90 – 4.65
Torasemid (17)	4.12	4.00	3.61 – 4.63
Hydrochlorothiazid (17)	4.29	5.00	3.86 – 4.73
Hormone			
Prednisolon (18)	4.11	4.00	3.70 – 4.53

[1]Erläuterung der Likert-Skala [163]:
1 – Arzneistoff ist sicher potenziell inadäquat für ältere Patienten
2 – Arzneistoff ist potenziell inadäquat für ältere Patienten
3 – unentschieden
4 – Arzneistoff ist nicht potenziell inadäquat für ältere Patienten
5 – Arzneistoff ist sicher nicht potenziell inadäquat für ältere Patienten

Tabelle 27: Nicht eindeutig bewertete Arzneimittel (Ergebnis der ersten Befragungsrunde)

Fragliche Arzneimittel (Anzahl der Expertenantworten)	Arzneimittelbewertung mittels 5-Punkte Likert-Skala[1]		
	Mittelwert	Median	95 %-Konfidenzintervall
Analgetika, Antiphlogistika			
Naproxen (19)	2.63	3.00	2.00 – 3.26
Diclofenac (20)	3.35	3.00	2.86 – 3.84
Ibuprofen (21)	3.48	4.00	2.93 – 4.03
Acetylsalicylsäure (20)	3.20	3.00	2.58 – 3.82
Celecoxib (20)	2.55	2.00	1.95 – 3.15
Buprenorphin (19)	3.26	3.00	2.71 – 3.82
Flupirtin (15)	3.13	3.00	2.35 – 3.91
Antianämika			
Eisen(II)-Salze (16)	3.56	4.00	2.92 – 4.21
Antiarrhythmika			
Flecainid (16)	2.31	2.00	1.62 – 3.01
Propafenon (16)	3.25	3.00	2.46 – 4.04
Amiodaron (18)	2.78	2.00	2.02 – 3.53
Sotalol (18)	2.56	2.00	2.01 – 3.10
Digoxin-Derivate (Digoxin, Acetyldigoxin, Metildigoxin) (19)	2.84	3.00	2.26 – 3.43
Digitoxin (19)	3.37	3.00	2.83 – 3.91
Antibiotika			
Cotrimoxazol (20)	3.05	3.00	2.43 – 3.67
Ciprofloxacin (19)	3.42	3.00	2.81 – 4.03
Anticholinergika			
Butylscopolamin (15)	3.07	3.00	2.46 – 3.68
Tolterodin (nicht-retardiert) (16)	2.44	2.50	1.85 – 3.02
Tolterodin (retardiert) (16)	2.56	3.00	1.95 – 3.18
Solifenacin (15)	2.73	3.00	2.20 – 3.27
Oxybutynin (retardiert) (15)	2.60	2.00	1.85 – 3.35
Antidepressiva			
Opipramol (15)	3.07	3.00	2.33 – 3.81
Nortriptylin (17)	2.47	3.00	1.92 – 3.02
Moclobemid (16)	3.19	3.50	2.38 – 3.99
Tranylcypromin (14)	2.36	2.00	1.46 – 3.25
Fluvoxamin (18)	3.44	3.00	2.90 – 3.99
Antiemetika			
Metoclopramid (18)	3.33	3.00	2.74 – 3.92
Antihypertensiva, kardiovaskuläre Arzneimittel			
Urapidil (14)	2.50	3.00	1.72 – 3.28
Terazosin (14)	2.43	2.00	1.80 – 3.06
Moxonidin (18)	2.61	2.00	1.95 – 3.27

Nifedipin (retardiert) (16)	2.75	3.00	2.04 – 3.46
Diltiazem (nicht-retardiert) (17)	3.18	3.00	2.47 – 3.89
Diltiazem (retardiert) (18)	3.28	3.50	2.58 – 3.98
Verapamil (nicht-retardiert) (18)	3.56	3.50	2.94 – 4.18
Neuroleptika			
Haloperidol (17)	3.18	3.00	2.59 – 3.76
Olanzapin (17)	2.71	3.00	2.27 – 3.14
Quetiapin (16)	3.44	4.00	2.85 – 4.02
Clozapin (16)	2.75	2.50	2.18 – 3.32
Promethazin (19)	2.42	2.00	1.81 – 3.03
Diuretika			
Spironolacton (17)	3.35	3.00	2.75 – 3.95
Antidiabetika			
Glibenclamid (16)	3.06	3.00	2.46 – 3.66
Glimepirid (16)	3.50	3.00	2.92 – 4.08
Laxantien			
Bisacodyl (17)	2.59	2.00	1.88 – 3.29
Natriumpicosulfat (16)	2.94	3.00	2.17 – 3.70
Sedativa, Hypnotika			
Lorazepam (16)	2.75	2.50	2.29 – 3.21
Oxazepam (16)	3.00	3.00	2.49 – 3.51
Lormetazepam (14)	2.50	2.50	1.87 – 3.13
Brotizolam (15)	2.67	3.00	2.09 – 3.25
Zolpidem (16)	2.94	3.00	2.37 – 3.50
Zopiclon (15)	2.80	3.00	2.17 – 3.43
Broncholytika			
Theophyllin (18)	2.89	3.00	2.23 – 3.55
Antidementiva, Vasodilatatoren, durchblutungsfördernde Mittel			
Ginkgo-Biloba (16)	2.50	2.00	1.80 – 3.20
Antiepileptika			
Phenytoin (14)	3.57	3.50	2.98 – 4.16
Phenobarbital (15)	2.53	2.00	1.75 – 3.31
Carbamazepin (15)	3.40	3.00	2.90 – 3.90
Clonazepam (15)	3.07	3.00	2.39 – 3.74

[1]Erläuterung der Likert-Skala [163]:
1 – Arzneistoff ist sicher potenziell inadäquat für ältere Patienten
2 – Arzneistoff ist potenziell inadäquat für ältere Patienten
3 – unentschieden
4 – Arzneistoff ist nicht potenziell inadäquat für ältere Patienten
5 – Arzneistoff ist sicher nicht potenziell inadäquat für ältere Patienten

9.7 Liste potenziell inadäquater Arzneimittel für die zweite Befragungsrunde (Ausschnitt)

zu 4.4.2: Ausschnitt aus der Liste potenziell inadäquater Arzneimittel für die zweite Befragungsrunde

Tabelle 28: PIM-Tabelle der zweiten Befragungsrunde (Ausschnitt) (Beispiel Analgetika, Antiphlogistika - Naproxen)

	Ergebnisse der ersten Befragungsrunde				
	Likert-Skala (MW [95%-KI])	Monitoring	Dosisanpassung	zu vermeidende Komorbidität (Drug-Disease Interaction)	Therapeutische Alternativen
Analgetika, Antiphlogistika (n= Anzahl der Antworten)					
NSAID					
Naproxen (n = 19)	2,63 [2,00 - 3,26]	Kontrolle von Magen-Darm-Ulzera, GI-Blutungen (Anamnese, Labor [Blutbild - z. B. alle 3 Monate], evtl. Gastroskopie - z. B. 1x pro Jahr)	Dosisanpassung (niedrigste mögliche Dosis) (Halbierung der Dosis) (Anpassung an Nierenfunktion) (max. 1000 mg/d)	GI-Trakt: Magen- oder Darmulzera (mit und ohne Blutungen) sowie (chronisch) entzündliche Darmerkrankungen; Gastroprotektion mit PPI	Paracetamol
		Kontrolle der Nierenfunktion (Serum-Kreatinin, Kreatinin-Clearance [z. B. dreimonatlich], Serum-Elektrolyte [Kalium], Überwachung des Flüssigkeitshaushaltes)	Behandlungsdauer max. 2 Wochen (auch bei UAW-freier Therapie)	Herz-Kreislauf-Erkrankungen: schwerwiegende kardiovaskuläre Erkrankungen, Hypertonie, Herzinsuffizienz (NYHA III-IV)	Diclofenac (mit PPI)
		Kontrolle der Herzinsuffizienz (Körpergewicht [z. B. wöchentlich kontrollieren], Beinödeme, Luftnot, Kreislaufparameter)	Bei Lebererkrankungen, Leberzirrhose Halbierung der Dosis aufgrund der hepatischen Elimination	schwere Leberfunktionsstörungen	Ibuprofen (mit PPI, Ranitidin) (nur in Ausnahmefällen)
		Kontrolle des Blutdrucks		schwere Nierenfunktionsstörung/ Niereninsuffizienz	Opioide/ schwach wirksame Opioide (Tramadol, Codein)
		Kontrolle der Leberfunktion (2x pro Jahr)		klinisch relevante Blutungen (z.B. zerebrale Blutungen), hämorrhagische Diathesen (Blutungsneigung)	nicht-medikamentöse Maßnahmen, wie Kühlung, Entlastung, weitere physikalische Therapie
		Klinische Kontrolle der Wirkung (Kontrolle der Schmerzintensität nach Visual-Analog-Skala (VAS) vor und regelmäßig während der Therapie, insbesondere immer bei Änderungen des Gesundheitszustandes oder der Therapie)		kardiochirurgische Bypass-Operation (zur Behandlung postoperativer Schmerzen)	
				Hautsymptome	

9.8 Ergebnisse der zweiten Befragungsrunde

zu 4.4.3: Ergebnisse der zweiten Runde der Delphi-Befragung

Tabelle 29: Potenziell inadäquate Arzneimittel (Ergebnis der zweiten Befragungsrunde)

PIM (Anzahl der Expertenantworten)	Arzneimittelbewertung mittels 5-Punkte Likert-Skala[1]		
	Mittelwert	Median	95 %-Konfidenzintervall
Antiarrhythmika			
Flecainid (17)	2.18	2.00	1.54 – 2.81
Sotalol (17)	2.41	2.00	1.93 – 2.89
Digoxin-Derivate (Digoxin, Acetyldigoxin, Metildigoxin) (22)	2.50	2.00	2.03 – 2.97
Anticholinergika			
Oxybutynin (retardiert) (17)	2.41	2.00	1.90 – 2.93
Tolterodin (nicht-retardiert) (18)	2.11	2.00	1.70 – 2.53
Solifenacin (16)	2.38	2.00	1.95 – 2.80
Antidepressiva			
Tranylcypromin (18)	2.06	2.00	1.50 – 2.61
Antihypertensiva, kardiovaskuläre Arzneimittel			
Terazosin (als Antihypertensivum) (20)	2.20	2.00	1.81 – 2.59
Neuroleptika			
Haloperidol (> 2 mg) (21)	2.43	2.00	1.92 – 2.94
Olanzapin (> 10 mg) (21)	2.43	2.00	1.98 – 2.87
Clozapin (21)	2.52	2.00	2.05 – 2.99
Sedativa, Hypnotika			
Lorazepam (> 2 mg/d) (21)	1.95	2.00	1.49 – 2.42
Oxazepam (> 60 mg/d) (21)	1.76	2.00	1.48 – 2.05
Lormetazepam (> 0.5 mg/d) (18)	1.72	2.00	1.44 – 2.01
Brotizolam (> 0.125 mg/d) (17)	1.88	2.00	1.52 – 2.24
Zolpidem (> 5 mg/d) (21)	2.24	2.00	1.76 – 2.71
Zopiclon (> 3.75 mg/d) (21)	2.33	2.00	1.81 – 2.86
Zaleplon (> 5 mg/d) (15)	2.13	2.00	1.51 – 2.76
Antiepileptika			
Phenobarbital (20)	2.25	2.00	1.88 – 2.62

[1]Erläuterung der Likert-Skala [163]:
1 – Arzneistoff ist sicher potenziell inadäquat für ältere Patienten
2 – Arzneistoff ist potenziell inadäquat für ältere Patienten
3 – unentschieden
4 – Arzneistoff ist nicht potenziell inadäquat für ältere Patienten
5 – Arzneistoff ist sicher nicht potenziell inadäquat für ältere Patienten

Tabelle 30: Arzneimittel mit einem vergleichbaren Risiko für ältere und jüngere Patienten (Ergebnis der zweiten Befragungsrunde)

Nicht-PIM (Anzahl der Expertenantworten)	Arzneimittelbewertung mittels 5-Punkte Likert-Skala[1]		
	Mittelwert	Median	95 %-Konfidenzintervall
Analgetika, Antiphlogistika			
Ibuprofen (24)	3.46	4.00	3.11 – 3.81
Antianämika			
Eisen(II)-Salze (19)	3.95	4.00	3.65 – 4.25
Antiarrhythmika			
Digitoxin (22)	3.55	4.00	3.14 – 3.95
Antiemetika			
Metoclopramid (22)	3.45	4.00	3.01 – 3.90
Antihypertensiva, kardiovaskuläre Arzneimittel			
Verapamil (nicht-retardiert) (20)	3.60	4.00	3.07 – 4.13
Diuretika			
Spironolacton (21)	3.26	4.00	3.18 – 4.06
Antidiabetika			
Glimepirid (20)	3.55	3.50	3.08 – 4.02
Sedativa, Hypnotika			
Oxazepam (≤ 60 mg/d) (19)	3.53	4.00	3.06 – 3.99
Antiepileptika			
Carbamazepin (20)	3.50	3.50	3.01 – 3.99

[1]Erläuterung der Likert-Skala [163]:
1 – Arzneistoff ist sicher potenziell inadäquat für ältere Patienten
2 – Arzneistoff ist potenziell inadäquat für ältere Patienten
3 – unentschieden
4 – Arzneistoff ist nicht potenziell inadäquat für ältere Patienten
5 – Arzneistoff ist sicher nicht potenziell inadäquat für ältere Patienten

Tabelle 31: Nicht eindeutig bewertete Arzneimittel (Ergebnis der zweiten Befragungsrunde)

Fragliche Arzneimittel (Anzahl der Expertenantworten)	Arzneimittelbewertung mittels 5-Punkte Likert-Skala[1]		
	Mittelwert	Median	95 %-Konfidenzintervall
Analgetika, Antiphlogistika			
Naproxen (21)	2.62	3.00	2.15 – 3.08
Diclofenac (24)	2.88	3.00	2.52 – 3.23
Acetylsalicylsäure (22)	3.18	4.00	2.58 – 3.79
Celecoxib (22)	2.73	2.50	2.29 – 3.16
Buprenorphin (20)	3.00	3.00	2.45 – 3.55
Flupirtin (20)	3.15	3.00	2.69 – 3.61
Antiarrhythmika			
Propafenon (15)	3.00	3.00	2.25 – 3.75
Amiodaron (19)	3.05	3.00	2.42 – 3.68
Antibiotika			
Ciprofloxacin (21)	3.38	4.00	2.85 – 3.91
Cotrimoxazol (21)	3.33	4.00	2.81 – 3.86
Norfloxacin (21)	2.67	3.00	2.16 – 3.17
Ofloxacin (22)	2.91	2.50	2.38 – 3.44
Moxifloxacin (21)	3.05	3.00	2.54 – 3.56
Levofloxacin (22)	3.14	3.00	2.60 – 3.67
Anticholinergika			
Butylscopolamin (18)	3.11	3.50	2.50 – 3.72
Tolterodin (retardiert) (17)	2.71	2.00	2.27 – 3.14
Darifenacin (12)	2.58	2.00	1.95 – 3.22
Cabergolin (15)	2.67	2.00	1.95 – 3.38
Pergolid (15)	2.47	2.00	1.78 – 3.16
Antikoagulantien, Thrombozyten-aggregationshemmer			
Prasugrel (16)	2.38	2.00	1.70 – 3.05
Antidepressiva			
Opipramol (22)	3.09	3.50	2.55 – 3.64
Nortriptylin (21)	2.52	2.00	1.97 – 3.07
Moclobemid (22)	2.95	3.00	2.42 – 3.49
Fluvoxamin (20)	3.25	3.00	2.75 – 3.75
Antihypertensiva, kardiovaskuläre Arzneimittel			
Urapidil (18)	2.89	3.00	2.23 – 3.55
Terazosin (bei BPH) (17)	2.94	3.00	2.41 – 3.47
Moxonidin (20)	2.70	2.00	2.17 – 3.23
Nifedipin (retardiert) (21)	3.10	3.00	2.64 – 3.55
Diltiazem (nicht-retardiert) (20)	2.90	3.00	2.28 – 3.52
Diltiazem (retardiert) (19)	3.11	3.00	2.60 – 3.61
Neuroleptika			
Haloperidol (≤ 2 mg) (20)	3.40	3.50	2.89 – 3.91
Olanzapin (≤ 10 mg) (20)	2.95	3.00	2.48 – 3.42
Quetiapin (18)	3.39	4.00	2.82 – 3.96
Promethazin (20)	2.45	2.00	1.83 – 3.07
Antidiabetika			
Glibenclamid (20)	3.10	3.00	2.55 – 3.65
Laxantien			

Bisacodyl (21)	2.71	3.00	2.08 – 3.34
Natriumpicosulfat (21)	2.81	3.00	2.12 – 3.49
Sedativa, Hypnotika			
Lorazepam (≤ 2 mg/d) (19)	3.37	4.00	2.91 – 3.83
Lormetazepam (≤ 0.5 mg/d) (18)	3.28	3.50	2.80 – 3.75
Brotizolam (≤ 0.125 mg/d) (15)	3.07	3.00	2.46 – 3.68
Zolpidem (≤ 5 mg/d) (18)	3.33	3.50	2.77 – 3.90
Zopiclon (≤ 3.75 mg/d) (19)	3.37	3.00	2.88 – 3.86
Zaleplon (≤5 mg/d) (14)	3.29	3.00	2.71 – 3.86
Broncholytika			
Theophyllin (20)	2.75	2.50	2.15 – 3.35
Antidementiva, Vasodilatatoren, durchblutungsfördernde Mittel			
Ginkgo-Biloba (20)	2.50	3.00	1.90 – 3.10
Antiepileptika			
Phenytoin (19)	3.32	3.00	2.78 – 3.85
Clonazepam (18)	2.94	3.00	2.39 – 3.50

[1]Erläuterung der Likert-Skala [163]:
1 – Arzneistoff ist sicher potenziell inadäquat für ältere Patienten
2 – Arzneistoff ist potenziell inadäquat für ältere Patienten
3 – unentschieden
4 – Arzneistoff ist nicht potenziell inadäquat für ältere Patienten
5 – Arzneistoff ist sicher nicht potenziell inadäquat für ältere Patienten

9.9 Gesamtergebnisse der Delphi-Befragung

zu 4.4.4 Gesamtergebnisse der Delphi-Befragung (Likert-Skala)

Die potenziell inadäquaten Medikamente befinden sich in Tabelle 19 (vgl. 4.4.4)

Tabelle 32: Arzneimittel mit einem vergleichbaren Risiko für ältere und jüngere Patienten (Gesamtergebnis)

Nicht-PIM (Anzahl der Antworten)	Arzneimittelbewertung mittels 5-Punkte Likert-Skala[1]		
	Mittelwert	Median	95%-Konfidenzintervall
Analgetika, Antiphlogistika			
Fentanyl (20)	3.55	4.00	3.08 – 4.02
Oxycodon (18)	3.56	3.50	3.04 – 4.07
Tramadol (20)	3.95	4.00	3.51 – 4.39
Ibuprofen (24)	3.46	4.00	3.11 – 3.81
Antianämika			
Eisen(II)-Salze (19)	3.95	4.00	3.65 – 4.25
Antiarrhythmika			
Digitoxin (22)	3.55	4.00	3.14 - 3.95
Antikoagulantien, Thrombozytenaggregationshemmer			
Clopidogrel (20)	4.15	4.50	3.62 – 4.68
Acetylsalicylsäure (19)	4.58	5.00	4.29 – 4.87
Warfarin (15)	4.20	5.00	3.57 – 4.83
Phenprocoumon (20)	3.95	4.50	3.35 – 4.55
Antidepressiva			
Sertralin (16)	4.00	4.00	3.49 – 4.51
Paroxetin (18)	3.67	4.00	3.25 – 4.08
Citalopram (18)	4.33	5.00	3.88 – 4.78
Antiemetika			
Metoclopramid (22)	3.45	4.00	3.01 – 3.90
Antihypertensiva, kardiovaskuläre Arzneimittel			
Verapamil (retardiert) (19)	3.63	4.00	3.03 – 4.24
Verapamil (nicht-retardiert) (20)	3.60	4.00	3.07 – 4.13
Neuroleptika			
Risperidon (17)	3.65	4.00	3.07 – 4.22
Melperon (16)	3.81	4.00	3.16 – 4.46
Diuretika			
Furosemid (18)	4.28	4.00	3.90 – 4.65
Torasemid (17)	4.12	4.00	3.61 – 4.63
Hydrochlorothiazid (17)	4.29	5.00	3.86 – 4.73
Spironolacton (21)	3.62	4.00	3.18 – 4.06
Hormone			
Prednisolon (18)	4.11	4.00	3.70 – 4.53
Antidiabetika			
Glimepirid (20)	3.55	3.50	3.08 – 4.02
Sedativa, Hypnotika			
Oxazepam (≤ 60 mg/d) (19)	3.53	4.00	3.06 – 3.99

Antiepileptika			
Carbamazepin (20)	3.50	3.50	3.01 – 3.99

[1]Erläuterung der Likert-Skala [163]:
1 – Arzneistoff ist sicher potenziell inadäquat für ältere Patienten
2 – Arzneistoff ist potenziell inadäquat für ältere Patienten
3 – unentschieden
4 – Arzneistoff ist nicht potenziell inadäquat für ältere Patienten
5 – Arzneistoff ist sicher nicht potenziell inadäquat für ältere Patienten

Tabelle 33: Nicht eindeutig bewertete Arzneimittel (Gesamtergebnis)

Fragliche PIM (Anzahl der Antworten)	Arzneimittelbewertung mittels 5-Punkte Likert-Skala[1]		
	Mittelwert	Median	95 %-Konfidenzintervall
Analgetika, Antiphlogistika			
Naproxen (21)	2.62	3.00	2.15 - 3.08
Diclofenac (24)	2.88	3.00	2.52 - 3.23
Acetylsalicylsäure (22)	3.18	4.00	2.58 - 3.79
Celecoxib (22)	2.73	2.50	2.29 - 3.16
Buprenorphin (20)	3.00	3.00	2.45 - 3.55
Flupirtin (20)	3.15	3.00	2.69 - 3.61
Antiarrhythmika			
Propafenon (15)	3.00	3.00	2.25 - 3.75
Amiodaron (19)	3.05	3.00	2.42 - 3.68
Antibiotika			
Ciprofloxacin (21)	3.38	4.00	2.85 - 3.91
Cotrimoxazol (21)	3.33	4.00	2.81 - 3.86
Norfloxacin (21)	2.67	3.00	2.16 - 3.17
Ofloxacin (22)	2.91	2.50	2.38 - 3.44
Moxifloxacin (21)	3.05	3.00	2.54 - 3.56
Levofloxacin (22)	3.14	3.00	2.60 - 3.67
Anticholinergika			
Butylscopolamin (18)	3.11	3.50	2.50 - 3.72
Tolterodin (retardiert) (17)	2.71	2.00	2.27 - 3.14
Darifenacin (12)	2.58	2.00	1.95 - 3.22
Cabergolin (15)	2.67	2.00	1.95 - 3.38
Pergolid (15)	2.47	2.00	1.78 - 3.16
Antidepressiva			
Opipramol (22)	3.09	3.50	2.55 - 3.64
Nortriptylin (21)	2.52	2.00	1.97 - 3.07
Moclobemid (22)	2.95	3.00	2.42 - 3.49
Fluvoxamin (20)	3.25	3.00	2.75 - 3.75
Antihypertensiva, kardiovaskuläre Arzneimittel			
Urapidil (18)	2.89	3.00	2.23 - 3.55
Terazosin (bei BPH) (17)	2.94	3.00	2.41 - 3.47
Moxonidin (20)	2.70	2.00	2.17 - 3.23
Nifedipin (retardiert) (21)	3.10	3.00	2.64 - 3.55
Diltiazem (nicht-retardiert) (20)	2.90	3.00	2.28 - 3.52
Diltiazem (retardiert) (19)	3.11	3.00	2.60 - 3.61
Neuroleptika			
Haloperidol (≤ 2 mg) (20)	3.40	3.50	2.89 - 3.91

Olanzapin (≤ 10 mg) (20)	2.95	3.00	2.48 - 3.42
Quetiapin (18)	3.39	4.00	2.82 - 3.96
Promethazin (20)	2.45	2.00	1.83 - 3.07
Antidiabetika			
Glibenclamid (20)	3.10	3.00	2.55 - 3.65
Laxantien			
Bisacodyl (21)	2.71	3.00	2.08 - 3.34
Natriumpicosulfat (21)	2.81	3.00	2.12 - 3.49
Sedativa, Hypnotika			
Lorazepam (≤ 2 mg/d) (19)	3.37	4.00	2.91 - 3.83
Lormetazepam (≤ 0.5 mg/d) (18)	3.28	3.50	2.80 - 3.75
Brotizolam (≤ 0.125 mg/d) (15)	3.07	3.00	2.46 - 3.68
Zolpidem (≤ 5 mg/d) (18)	3.33	3.50	2.77 - 3.90
Zopiclon (≤ 3.75 mg/d) (19)	3.37	3.00	2.88 - 3.86
Zaleplon (≤5 mg/d) (14)	3.29	3.00	2.71 - 3.86
Broncholytika			
Theophyllin (20)	2.75	2.50	2.15 - 3.35
Antidementiva, Vasodilatatoren, durchblutungsfördernde Mittel			
Ginkgo-Biloba (20)	2.50	2.50	1.90 - 3.10
Antiepileptika			
Phenytoin (19)	3.32	3.00	2.78 - 3.85
Clonazepam (18)	2.94	3.00	2.39 - 3.50

[1]Erläuterung der Likert-Skala [163]:
1 – Arzneistoff ist sicher potenziell inadäquat für ältere Patienten
2 – Arzneistoff ist potenziell inadäquat für ältere Patienten
3 – unentschieden
4 – Arzneistoff ist nicht potenziell inadäquat für ältere Patienten
5 – Arzneistoff ist sicher nicht potenziell inadäquat für ältere Patienten

Danksagung

Mein Dank gilt allen Mitarbeitern des Philipp Klee-Instituts für Klinische Pharmakologie, HELIOS Klinikum Wuppertal, insbesondere Dr. med. S. Schmiedl, für die gute Zusammenarbeit und die Unterstützung.

Zudem gilt mein Dank den Experten für ihre Teilnahme an der Delphi-Befragung: D. Adam (Ludwig-Maximilians-Universität München), A. Born (CH – Universität Bern), K. Ehrenthal (Hanau), H. Endres (Universität Bochum), R. Erkwoh (HELIOS Klinikum Erfurt), J. Fritze (Frankfurt/Main), W.E. Haefeli (Universität Heidelberg), S. Harder (Universität Frankfurt/Main), J. Hauswaldt (Medizinische Hochschule Hannover), W. Hewer (Vinzenz von Paul Hospital gGmbH Rottweil), U. Jaehde (Universität Bonn), R. W. C. Janzen (Bad Homburg), P. Kaufmann-Kolle (Aqua-Institut Göttingen), W. Krahwinkel (HELIOS Krankenhaus Leisnig), U. Laufs (Universitätsklinikum des Saarlandes, Bad Homburg), J. Lauterberg (Universität Bonn), P. Mand (Medizinische Hochschule Hannover), E. Mann (A – Rankweil), K. Mörike (Universitätsklinikum Tübingen), C. Muth (Universität Frankfurt/Main), W. Niebling (Universität Freiburg), G. Schmiemann (Medizinische Hochschule Hannover), J. Schulz (HELIOS Klinikum Berlin Buch), K. Becher (Universität Erlangen-Nürnberg), S. Stehr-Zirngibl (Universität Bochum), U. Thiem (Universität Bochum), M. Zieschang (Dialyse Centrum Alicepark, Darmstadt).

Ich möchte ferner Herrn Prof. Dr. Trampisch und Mitarbeitern (Abteilung für Medizinische Informatik, Biometrie und Epidemiologie, Ruhr-Universität Bochum) für die technische Unterstützung danken.

Ebenfalls gilt mein Dank der Arzneimittelkommission der deutschen Ärzteschaft, insbesondere Herrn Dr. F. Aly.

Zuletzt danke ich meiner Familie und M. Noreiks für ihre große Unterstützung.

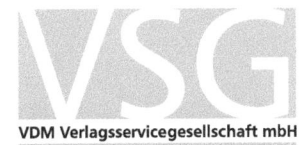

Die VDM Verlagsservicegesellschaft sucht für wissenschaftliche Verlage abgeschlossene und herausragende

Dissertationen, Habilitationen, Diplomarbeiten, Master Theses, Magisterarbeiten usw.

für die kostenlose Publikation als Fachbuch.

Sie verfügen über eine Arbeit, die hohen inhaltlichen und formalen Ansprüchen genügt, und haben Interesse an einer honorarvergüteten Publikation?

Dann senden Sie bitte erste Informationen über sich und Ihre Arbeit per Email an *info@vdm-vsg.de*.

Sie erhalten kurzfristig unser Feedback!

VDM Verlagsservicegesellschaft mbH
Dudweiler Landstr. 99
D - 66123 Saarbrücken
www.vdm-vsg.de

Telefon +49 681 3720 174
Fax +49 681 3720 1749

Die VDM Verlagsservicegesellschaft mbH vertritt

 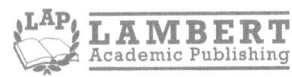 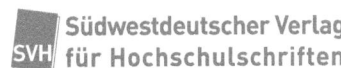

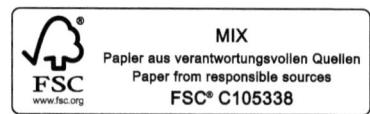

Printed by Books on Demand GmbH, Norderstedt / Germany